書下ろし

しつこい疲れは副腎疲労が原因だった

—ストレスに勝つホルモンのつくりかた—

本間良子
監修・本間龍介

祥伝社黄金文庫

はじめに

「副腎」は、ストレス社会の健康の鍵!

疲れがなかなか取れない、普段は元気でもときどきぐったりと疲れてしまう、何となく体調がよくない、気力がない、いつもイライラする……。体にはっきりとした症状が現れていなくても、このような不定愁訴を抱える人は多いのではないでしょうか。

その不調、もしかしたら、この本のテーマである「副腎疲労（アドレナル・ファティーグ）」が原因かもしれません。

まず、あなたの心と体の状態に気づくために、以下の項目で当てはまるものがあればチェックを入れてみてください。

□朝起きるのがつらい。

□熟睡できず、朝に目が覚めても疲れが取れない。

□甘いものや塩分が濃いもの（しょっぱいもの）が好き。

□エネルギーが不足している感じがする。元気が出ずだるい。

□今までできていた日常的なことをやるのに一苦労する。

□性への興味が低下している。性欲がない。

□ストレスにうまく対処できない。小さなことでもイライラし、人に八つ当たりする。

□風邪や呼吸器の感染症（気管支炎、副鼻腔炎など）に罹《かか》ってなかなか治らない。ぶつけた傷なども治りにくい。

□ベッドや椅子から立ち上がると、クラクラしたり、目の前が真っ暗（真っ白）になる。

□気持ちが落ち込む。〝うつ〟っぽい気がする。

□人生に何の意味も見いだせない。楽しいことがない。
□PMS（月経前症候群）が悪化している（月経の数日前から月経が始まるまでの間に、腹痛、頭痛、肩こり、むくみ、便秘、下痢や眠気、気分の落ち込みが激しくなる症状）。
□コーヒーやコーラなどカフェインの入った飲み物やチョコレートを口にしないと、やる気が出ない。
□ボーッとすることが多い。集中力が低下した。
□物忘れをすることが多くなった。昼食に何を食べたか思い出せないなど、記憶力が落ちた気がする。
□食事をスキップするとぐったりしてしまう。
□甘いものを食べると元気になるが、その後だるくなる。
□我慢ができなくなり、急にキレてしまう。
□夕食後の午後6時以降になると少しずつ元気になってくる。

チェックした項目が三つ以上あれば、あなたは副腎疲労に罹っている可能性があります。

現代社会に生きる私たちは、大なり小なり、絶えずストレスに晒《さら》されながら生活しています。そのストレスをコントロールするのが、腎臓の上にあるピラミッドのような形をした**副腎**（アドレナル）という臓器です。

副腎の大きさはクルミと同じくらいで、重さは5グラム程度。小さい臓器ですが、ホルモンの分泌、血糖コントロール、免疫機能、炎症反応など、重要かつ多岐にわたる機能があります。

副腎はまさに「ストレスの腺」。ケガや病気、仕事や対人関係の問題に至るまで、ありとあらゆるストレス源に体が対処できるようにするのが、副腎の仕事です。体や心の回復力、エネルギー、耐久力、そしてまさに生命そのものが、副腎の正常な機能にかかっています。副腎がなくては、私たちは生きていくことができません。

しかし、現代のストレスフルな社会では、この副腎への負担がとても大きいのです。過度の労働や人間関係のストレス、偏った食生活や日常的な飲酒、喫煙、不健康なライフスタイル、重金属、化学薬品や添加物などの影響によって、副腎がぐったりと疲れ、機能が低下してしまいます。それにより、副腎から分泌される副腎皮質ホルモンの一つ、**「コルチゾール」**が減り、先ほどのチェック項目のような副腎疲労の症状が出てくるのです。

副腎疲労に気づかず、副腎が疲弊しつづけると、ある日突然、原因不明のだるさに襲われ、朝、ベッドから起きられなくなるという事態にもなりかねません。不調が続くので、医者に診《み》てもらっても特に異常はないと言われ、心療内科に行くように勧められたり、次々と医療機関を変えて診察を受ける〝ドクター・ショッピング〟をしている人もいます。

あなた自身、あるいは家族の方にチェック項目に当てはまるような症状があれば、副腎疲労ではないかと疑ってみてください。そして、この本を手掛かりに、あなたやご家族、大切な人の日常を見直し、ライフスタイルや食生活を改善しながらアドレナル＝副腎の働きをサポートしてあげれば、きっと健康を取り戻せるはずです。

２０１３年12月

スクエアクリニック院長　本間《ほんま》良子《りょうこ》

推薦

ストレスに満ちた世界を生き抜くために

副腎疲労の提唱者、ジェームズ・L・ウィルソン博士からのメッセージ

日本の皆さんの誠実さ、正直さ、チームワーク、誇り高さに私は強く感動しています。しかし私はこの20年、日本文化に蔓延《まんえん》し、増え続けるストレスに懸念を抱くようになりました。

長年の不景気と先の震災に加え、よい成績を収め親の期待に応《こた》えようとする小さな子供たちが不安発作を起こしています。若者や大人たちは、慢性不安や過食症、うつに悩まされています。自殺率はうなぎのぼりで、30代の青年でさえ心臓発作に襲われ、その他深刻なストレスの兆候が性別、年齢、社会階層を

問わず、普通のことになってきています。

私は経験、知識とともに豊富な世界中の医師とともに働いてきました。そして多くの文化の中で、人々が絶え間ないストレスによって健康を害す姿を見、その対処法を生み出してきました。健康を害し、生活を営むことができないほどのストレスを抱える患者について、さまざまな国の医師に見解を聞きました。しかし、私に希望を与えてくれたのは、仕事や自分自身の健康、家族、中には衣服や食事にまで気を遣えなくなるようなストレスから、たくさんの患者が回復してくれたことでした。

そのような、満ち足りて輝かしい――中には以前よりもよい――人生への回復は、多くの場合薬を使わずに達成することができます。彼らは回復するだけでなく、ストレスに影響を受けた生化学・生理学的なシステムを適切にサポートし、体を徐々に回復させるための、ストレスを管理するライフスタイルや食事、運動、サプリメントなどのわりあいシンプルなガイドライン（治療方針）に従うことで、深刻なストレスから生き延びることを学びます。

もしあなたの人生がストレスだらけで孤独感を覚えているなら、希望はあるとお約束します。こうした状況にあっても今なお生きている何千人もの患者を診てきた私が、あなたの背中を押します！ ストレスにあなたの体が蝕《むしば》まれる時間が減れば、回復までの時間も縮まります。ほとんどの場合、ライフスタイル、信条、そして物事に対する考え方には、あなたが思っているより多くの選択肢があるのです。この本で本間先生たちが伝える経験談と助言に耳を傾けてください。彼らはストレスと副腎疲労に晒される人々をいかに助けるかということに長きにわたり携《たずさ》わり、学んでいるのです。

もしあなたが健康と、心の平和を脅かすストレスから回復する道を選ぶなら、自分の責任でその問題に取り組むべきです。家族や友人からはあまりサポートをもらえないかもしれません。なぜなら、健康になるためにしなければいけないことは、彼らのライフスタイルや理解とは正反対である可能性があるからです。自己破壊に向かう電車に乗っているなら、いかに親しい人が残ったままであっても降りることを強く勧めます。将来、彼らがストレスに屈服したときには助けを必要とするかもしれません。自分が健康でいられるときには、他人を助ける準備をしておくべきです。なぜなら、残念なことにほとんどの医師は、ストレスに蝕まれる人をどう救えばいいのか知らないからです。

本間龍介先生、良子先生と、ストレスと副腎の疲労を治す重要性を知る日本抗加齢医学会（日本人医師のメンバーは８０００人を超える）が、日本のこの分野をリードしています。

あなた方にこの短いメッセージをお伝えする機会を持てたことを光栄に思います。このメッセージを真摯《しんし》に受け止めていただき、忍耐と、本間先生たちのような知識のある医師とともに、我々が生きるストレスに満ちた世界を生き抜くための自分の道を見つけられることを心から願っています。

Dr. James L. Wilson

２０１３年冬

しつこい疲れは副腎疲労が原因だった――目次

はじめに　「副腎」は、ストレス社会の健康の鍵！……3

推薦　副腎疲労の提唱者、ジェームズ・L・ウィルソン博士からのメッセージ……9

第1章　あなたの「副腎」、疲れていませんか？……19

こんな症状に悩んでいませんか？
――クリニックを訪れた5人のケース……20

case 1　慢性便秘に悩む、チョコが大好きな30代女性
case 2　激務で心身ともに疲れ果てた40代の看護師
case 3　姑舅の介護を終え、更年期症状が悪化した50代女性
case 4　仕事、育児、家事の重荷に耐えきれず「産後うつ」になった30代女性
case 5　早朝から深夜まで働きづめで思考停止状態になった40代男性

私の夫も、副腎疲労でした……37

ある朝、体がまったく動かなくなる……38
原因さえわかれば、希望が持てる……40
コルチゾールが極度に低下……42
ウィルソン博士との出会い……45
日常生活の工夫で、夫の症状が徐々に回復！……48
アメリカでは数百万人が苦しむ病……51
うつ、甲状腺、糖尿病……さまざまな疾患の原因は「副腎」にある……54

第2章 副腎疲労とは何か……57

どんな人でも副腎疲労を患う！……58
いつもぐったり、疲れていませんか？……61
「慢性疲労症候群」とはどう違うの？……62
便秘、体重増加……、こんな兆候が出たら要注意……64
小さなストレスも副腎にダメージを蓄積……67
ストレスには3段階ある……68
どんな人が罹りやすいか……72

都会で暮らすと副腎が疲れやすい？……75
副腎ってどんな臓器？……78
ストレスから細胞を守る〝コルチゾール〟……81
コルチゾールの分泌異常で体にさまざまな問題が！……82
しょっぱいものが欲しくなる理由……85
若返りのホルモン、ＤＨＥＡ……86
セックスレスや〝草食系男子〟も副腎疲労が原因？……88
更年期、ＰＭＳとも密接な関係に……90
アドレナリン、ドーパミンも副腎から……91
回復しないうつ病も副腎疲労を疑う……93
意外な病気が関連しているケースも……94
アドレナル・ファティーグは自分で治せる！……97

第3章 副腎を養って、健康に生まれ変わる方法――生活習慣編……99

回復のために今日からできる7つのこと……100
正しい生活習慣が「特効薬」に！……104

1日のリズム

朝寝坊のすすめ……105
起きぬけにコップ一杯の塩水を……108
朝食にタンパク質を……110
コーヒーはゆるやかに断つ……113
小腹が空いたら、梅干しをつまむ……115
果物でカリウム不足を補う……117
ナッツ、お酒、就寝前の軽食に注意する……120
「眠ること」が一番大切な仕事……122
メラトニンの分泌を妨《さまた》げない照明に切り替える……123
夜遅く仕事をしない、朝はたっぷり光を浴びる……126
早朝に目覚めてしまう理由は肝臓？……127
悪夢を見たら、ビタミンB欠乏……129

ストレスマネージメント

ストレスの原因を突き止める……130
「頑張らない」勇気を持つ……133
「リフレーミング」で物事のとらえ方を変える……135
リラクゼーション効果の高い趣味を持つ……137

ほとんどの人から重金属が検出される……139
毒素を排出するのが、改善のポイント……142
プロバイオティクスで腸内バランスを整える……143
解毒の要は「腸」と「肝臓」！……145
解毒されない女性ホルモンで乳がんに!?……147

体から“毒素”を排出する

第4章 副腎を養って、健康に生まれ変わる方法——食事編……149

食べることは生きること……150
カロリー計算はナンセンス……154
〝白い食べ物〟はできるだけ食べない……155
「糖質カットダイエット」でPMSが悪化？……158
「グルテンフリー」で大躍進したジョコビッチ選手……160
小麦グルテンを使った食品を避ける……163
副腎を疲れさせる食材……165
薬味やハーブで〝毒素〟を排出する……174
旬の野菜、果物を丸ごと食べる……176

副腎が疲れると、ビタミンBが枯渇状態に……178
あなたに効くビタミン、ミネラル……180
副腎を養うチキンスープ……200

第5章 副腎疲労を克服した人たち……201

不妊治療で疲れ果てる……202
ストレスが多いと不妊になる理由……203
副腎が元気でないと妊娠もむずかしい……206
食生活の改善が第一歩……210
サプリメントのサポートが必要な場合も……212
半年後についに赤ちゃんを授かる……214
あせらず、あわてず、あきらめず、長いスパンで取り組む……216
不安になったときは、一人で悩まない……218
家族のサポートで急激に回復……226
治療日記をつけてみる……229

おわりに あなたの健康で幸せな毎日のために……231

装幀◎フロッグキングスタジオ
カバーイラスト◎佐藤香苗
本文イラスト◎高村あゆみ
図版作成◎J-ART
編集協力◎種田桂子（イシス）

第1章

あなたの「副腎」、疲れていませんか？

こんな症状に悩んでいませんか？

——クリニックを訪れた5人のケース

ここで紹介するのは、私たちのクリニックで治療を受けた患者さんたちのエピソードです。どの方も不調が深刻になり、他の医療機関を受診したにもかかわらず原因を解明できず、やっとの思いで私たちのクリニックを訪れてくださいました。

読者の皆さんや周りの方々が不調でつらい思いをしているのは、副腎疲労（アドレナル・ファティーグ）が原因かもしれないと気づいていただくために、患者さんの承諾を得て実例を掲載いたしました。なお、登場人物の名前はすべて仮名にしてあります。

case 1

慢性便秘に悩む、チョコが大好きな30代女性

事務職として働く30代前半の清美《きよみ》さんは、慢性便秘に悩んでいました。お通じをよくするために便秘薬を常用し、腹痛や膨満感で胃薬が手放せない状態でした。

多くの方にとって便秘は当たり前の状態、たいしたことのない状態かもしれませんが、便秘は万病のもとです。人間の体に入った毒素の60~80パーセントは便とともに排出されます。尿からは20パーセントほど、残りの数パーセントの毒素は汗、爪、髪の毛から出ていきます。排便がないということは、体から毒素が出ていかないということです。

また、口から入ったカビや有害な細菌は胃酸で殺されます。しかし、胃薬を乱用しつづけていると、胃酸の分泌が正常に行なわれず、細菌や真菌は胃を通過して腸で繁殖してしまいます。つまり、腸にカビが生えている状態です。

この症状がひどくなると、リーキーガット症候群（腸管壁浸漏症候群）といって、最近日本人に増えているのですが、腸管壁に炎症が起きて、細菌や毒素、未消化の食物が漏れ出します。きちんと分解されない食物が腸壁から透過し、慢性の食物アレルギーの原因となってしまうのです。

この状態では、ビタミンやミネラルなどの副腎に必要な栄養素が適切に吸収されませんから、ますます副腎が疲れてきます。

清美さんに食生活について尋ねてみると、白米、パン、麺《めん》類などの炭水化物が大好き。そのうえ、チョコレートやケーキなどの菓子類や糖分がたっぷり入ったミルクティーやカフェオレなども日常的に口にしていました（お腹回りの脂肪も気になるようになってきました。このような体形の変化も、症状の一つです）。腸内のカビは炭水化物が大好きなので、ますますカビが繁殖してしまうという、悪いスパイラルができあがってしまうのです。

清美さんは特にチョコレートが大好物で、職場の机の引き出しやバッグの中にいつも忍ばせているということでした。くわしくは後述しますが、チョコレ

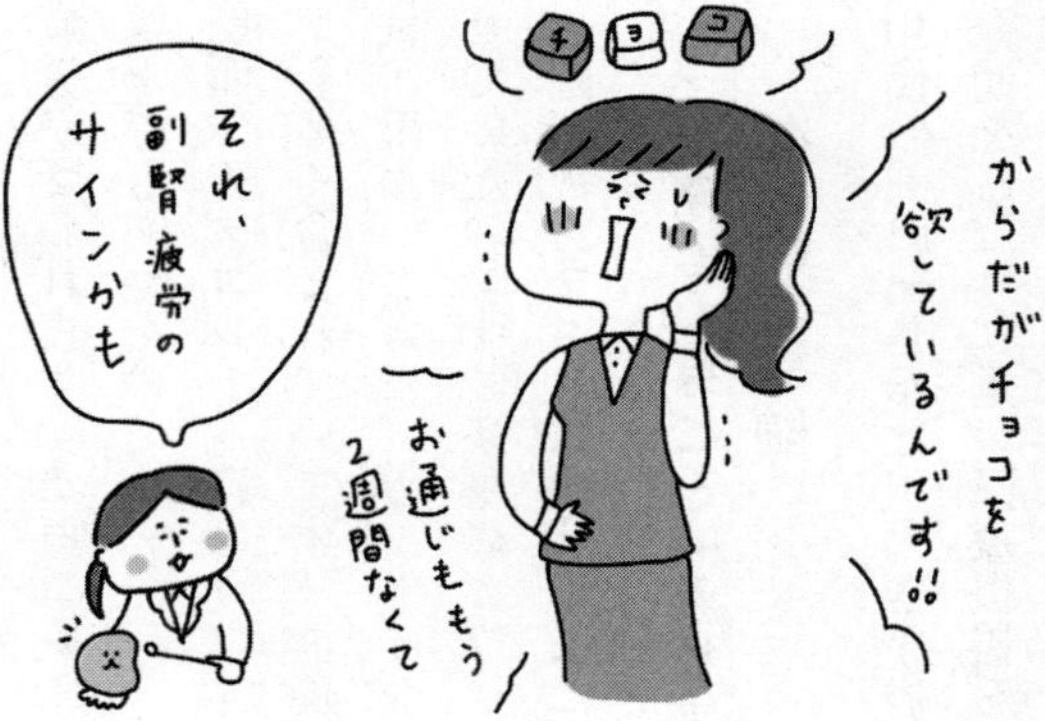
チ ョ コ
からだがチョコを欲しているんです!!
お通じももう2週間なくて
それ、副腎疲労のサインかも

ートは多量に摂取すると、アドレナル・ファティーグを悪化させる食べ物でもあるのです。

「チョコレートを無性に食べたくなることがある」という女性は多いですが、それはチョコレートの中に豊富に含まれるマグネシウムを体が欲しているからです。マグネシウムは女性ホルモンの一つ、プロゲステロン（黄体ホルモン）の生産と関わりが深く、ＰＭＳ（月経前症候群）を和《やわ》らげる働きがあります。

清美さんは毎月訪れるＰＭＳがつらく、激しく落ち込んだり、ハイテンションになったりと気分にムラが出ると言います。ＰＭＳがきつくなるのも、副腎疲労が疑われます。チョコレートについ手を伸ばしてしまうというのは、体の要求でもあったのです。

反面、チョコレートにはカフェインやカフェインに似た物質であるテオブロミンも多く含まれています。清美さんの場合は慢性的な便秘で不調なとき、やる気が出ないときに、カフェインによって疲れた副腎を刺激し、気力を奮い立たせていたのです。多量のカフェインの摂取は副腎を過剰に刺激してしまうため、副腎疲労をさらに悪化することにつながるのです。

case 2 激務で心身ともに疲れ果てた40代の看護師

40代の美由紀《みゆき》さんは、大きな病院に勤めるベテランの看護師です。患者さんの介助をしたり、重い医療機器を動かしたりと、体を酷使することも多く、一日中、動き回っています。長時間のシフト制もあり、夜勤明けの日も昼ごろま

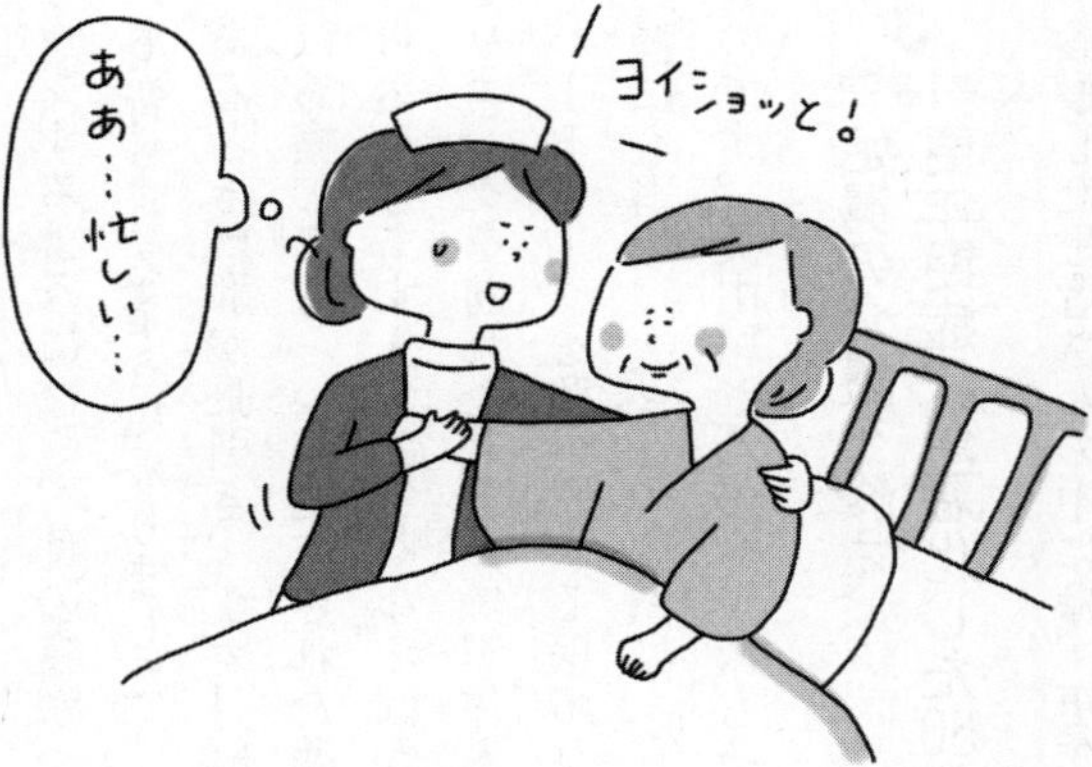

でそのまま働くこともしばしばです。
もちろん、人の命を預かるという仕事ですので小さなミスも許されません。また、若い看護師と上司との間に挟まる中間管理職の立場で人間関係にも気を遣わなければならないなど、精神的にもいつも緊張を強いられていました。
激務のうえに睡眠不足で疲れが取れず、いつもだるさを感じる日々でした。だんだんと、休日は夕方近くまで眠り続けるようになりました。独身の美由紀さんは、以前は休日に女友達と外出したり、互いの家で食事をしたりと、独身生活をそれなりに楽しんでいました。しかし、体調不良で約束をドタキャンするようになり、仲の良かった友達ともだんだんと疎遠になり、孤独感にも苛《さいな》まれるようになりました。

あるとき風邪が長引き、1カ月経っても咳《せき》が止まりませんでした。同僚の医者に診察してもらい、処方された薬を飲んでもなかなか治りません。気持ちの落ち込みもますますひどくなるばかりでした。伝手を頼って美由紀さんがこのクリニックを訪れたときには、体も心も悲鳴をあげている状態だったのです。

ハードワークを強いられる医療従事者は、常にストレスを抱える職業です。副腎にも当然、大きな負荷がかかり、アドレナル・ファティーグを患《わずら》いやすいのです。美由紀さんのケースもその典型だったと言えるでしょう。

case 3 姑舅の介護を終え、更年期症状が悪化した50代女性

診察した患者さんの中には、更年期症状が悪化してうつ病を発症した50代の

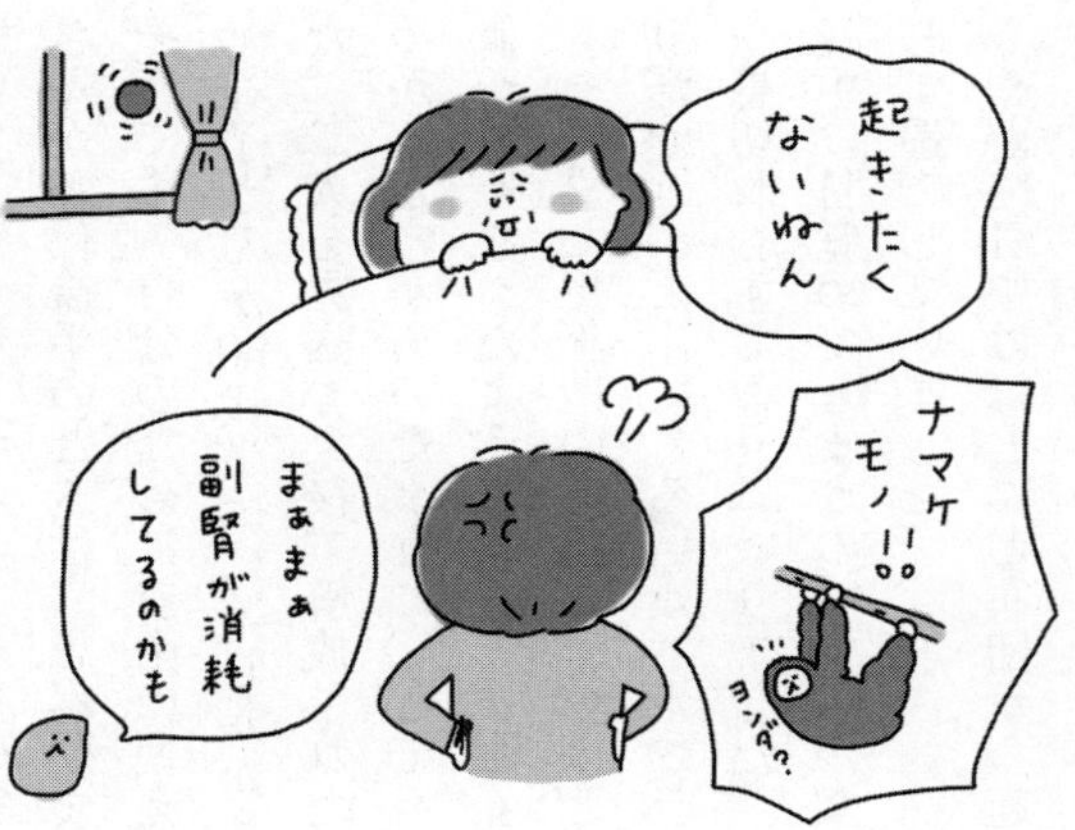
起きたくないねん
ナマケモノ!!
ヨンダ?
まあまあ副腎が消耗してるのかも

女性もいました。専業主婦の礼子《れいこ》さんは長年、お姑《しゅうとめ》さんとお舅《しゅうと》さんの世話に明け暮れていました。昭和一桁《けた》生まれの義父母は、老後は嫁に面倒を見てもらうのが当然、という考えの持ち主で、「嫁はこうあるべき」という小言をしょっちゅう言う厳しい方だったそうです。礼子さんは言い返したくなるのをグッと堪《こら》え、持ち前の明るさで波風立たないように振る舞っていたと言います。

義父母の晩年、介護が必要になると、礼子さんは毎日、義父母の家に車で出かけ、二人の身の回りの世話をしていました。帰宅すると、自分の家族の世話や家事が待ち構えています。礼子さんが40代後半のときは、思春期まっさかりの息子さんとの関係にも苦労したそうです。自分のために自由に使える時間など、ほとんどありませんでした。

礼子さんが50代半ばに差しかかったころ、舅と姑が相次いで亡くなりました。二人を見送った後、解放された気分になると思いきや、礼子さんの心はぽっかりと穴があいたように、とても空《むな》しい気持ちになりました。自分の存在価値がなくなったように感じ、ひどく落ち込むこともありました。

それまで更年期の症状はそれほどひどくなかったのですが、急に体が熱くなり汗がどっと出てくる「ホットフラッシュ」が頻繁に起きるようになり、動悸《どうき》や息切れもするようになりました。夜もなかなか寝付けず、ようやく眠っても夜中に目覚めてしまうので、しかたなく本を読んだり、インターネットなどをして過ごしていました。

やがて日中はほとんど布団から起き上がれなくなり、やっとの思いで這《は》い出しても、家の中をゆっくり歩くのがやっとです。家事などできる状態ではありませんでした。食事の支度や洗濯、掃除などが次第に滞《とどこお》り、家の中が荒れていきました。

そんな礼子さんを、家族は最初のうちは「怠け病」だと揶揄《やゆ》していましたが、あまりに状態が悪そうなので、ついに心療内科に連れて行きました。その心療内科では、難治性のうつ病と診断され、大学病院に入院することになったのです。病院では2週間、寝たきりの状態で抗うつ剤を服用していましたが、症状はいっこうに回復しません。長期で治療する必要があるということで、いったん退院させられた時期に、知り合いに連れられて私たちのクリニックを訪ねてきました。

礼子さんの場合は、義父母の介護という大きなストレスから解放されたとたん、なぜ症状が現れるようになったのでしょうか。実は長年の極度のストレスで副腎が消耗《しょうもう》しており、義父母の死という礼子さんにとって大きな出来事が追い打ちをかけて、副腎の機能が〝バーンアウト〟(燃え尽き)してしまったものと思われます。

女性は閉経後、副腎が性腺（性ホルモンを分泌する器官。女性では卵巣、男性では精巣）に変わり、更年期は卵巣から副腎へと女性ホルモンの分泌がシフトしていく時期でもあります。その時期は特にストレスによって女性ホルモン（エストロゲン）の分泌が影響を受けやすくなります。「ストレスの腺」である副腎が正常に機能してストレスに対処できるようにすることが大切です。

case 4 仕事、育児、家事の重荷に耐えきれず「産後うつ」になった30代女性

30代後半の真紀子《まきこ》さんは、外資系のメーカーでバリバリ働くワーキングマザーです。出産後、お子さんの夜泣きが長い期間続き、睡眠不足の日々でヘトヘトになりながらも、育児休暇を数カ月取っただけで仕事に復帰しました。

いったん職場に戻ると、真紀子さんは同僚が以前と同じような仕事ぶりを彼女に求めているように感じました。頑張り屋で生真面目な真紀子さんは、保育園のお迎えの前に一日分の仕事をこなすために、昼食をコンビニのサンドイッ

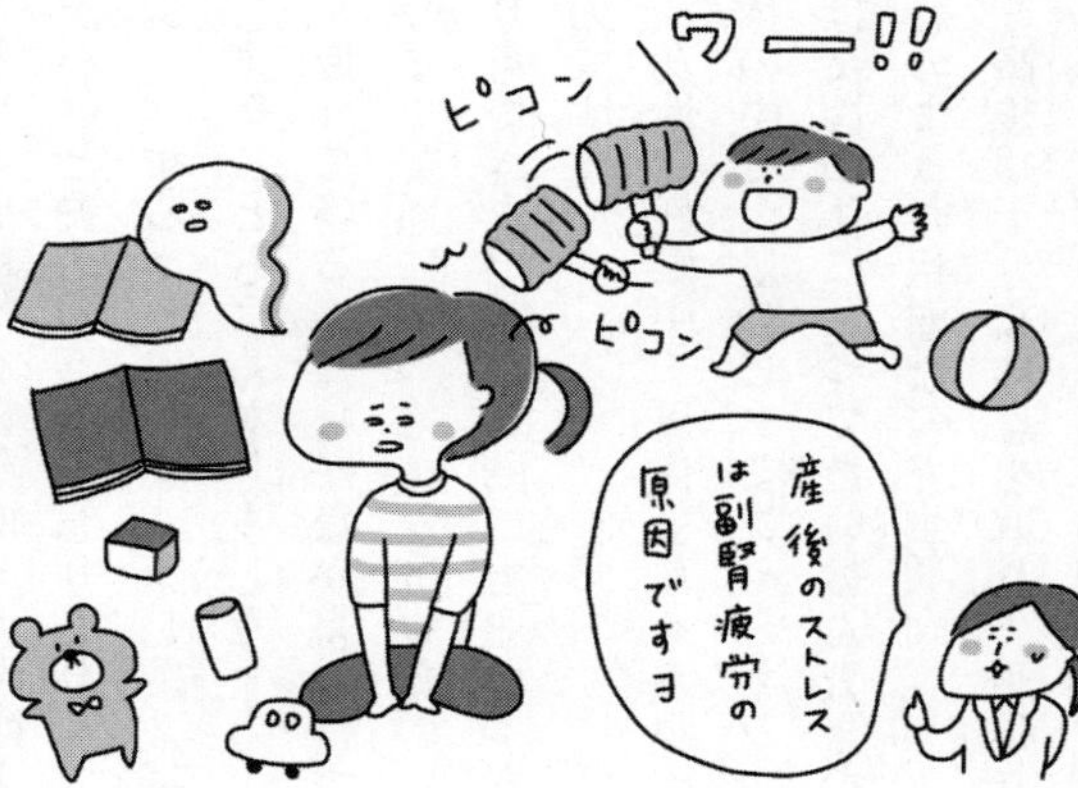
ワー!!
ピコン
ピコン
産後のストレスは副腎疲労の原因ですヨ

チャ菓子パンで済ませ、忙しいときは昼食抜きでぎりぎりまで働き、会社を飛び出していくような日々を続けていました。

帰宅が遅い夫に育児や家事の協力を期待することはできないので、真紀子さんは家でもくつろぐことができません。夕飯を大急ぎで作り、子供に食べさせた後、一緒にお風呂に入り、寝かしつけてから、食事の後片付け……。部屋中に散らばったオモチャを眺めながら、ため息ばかりが出てきます。

子供が2歳になるころには、真紀子さんはいつもイライラし、子供がぐずるとヒステリックに怒鳴ったりするようになっていました。父親としての自覚がないと夫への不満や怒りも募って、当たり散らし、夫婦仲がだんだんとギクシャクするようにもなりました。気分がどっと落ち込み、すべてが嫌になってしまうこともよくありました。

疲れているのになかなか寝付けず、朝は目覚ましを掛けても起きられない。今まで普通にやってきたはずなのに、食事の献立も考えられない、家事の段取りもできない。精神的にもまいった状態で、私たちのクリニックを訪ねてきたのです。

女性は妊娠中、母体よりもお腹の赤ちゃん優先で栄養が送り込まれるので、体の中で大量のビタミンやミネラルを消費します。また、ご存じのように出産は女性の体にとってたいへん大きなストレスになります。出産直後の体は抜け殻のような状態なのです。

産後、十分な休息を取り、頑張りすぎないで過ごせればよかったのですが、生真面目な真紀子さんの場合は、仕事、育児、家事で「しなければならない」

という義務感に囚《とら》われ、ストレスを溜《た》めていきました。また、自分の食事はおざなりで、特に野菜不足で体を回復させるビタミンやミネラルなどの栄養素を十分摂《と》っていませんでした。そのような日常を続けるうちに、子供が2歳になったころに副腎疲労がピークに達し、産後うつの症状が長引いて重篤な状態になったのです。

case 5 早朝から深夜まで働きづめで思考停止状態になった40代男性

ケース2の看護師の美由紀さんや、ケース4の真紀子さんの事例もそうですが、過度の労働や仕事は副腎疲労を惹《ひ》き起こす大きな要因となります。40代のファンドマネージャー(金融資産を運用する専門家)の浩志《ひろし》さんのケースもそうでした。

外資系の証券会社でファンドマネージャーとして活躍する浩志さんは、業界でも一目置かれる存在でした。体に不調が出始める前は、見るからにバイタリティにあふれ、記憶力も冴《さ》えていて、10人ぐらいのクライアントの電話番号をパパッと空で言えるような人だったそうです。

私たちのクリニックで診察を受けたとき、浩志さんは自分が認知症になったのではないかと不安がっていました。以前は10人分の電話番号ぐらいサッと暗記できたのに、今は覚えられないし、覚えてもすぐに忘れてしまうと言うのです。

一般の人から見れば、何人もの電話番号などなかなか覚えられないのが普通です。ですが、浩志さんは職業柄、慢性的に強いストレスがかかっているのが普通の状態なので、副腎から分泌されるストレスに対処するホルモン、コルチゾールが常に高いレベルにあり、このホルモンが強度のストレスに対応して心身のバランスを取っていたわけです。

ところが、診察したときには、普通の人なら正常のレベルのコルチゾールが分泌されていましたが、浩志さんにとってはその値が快適に生活していたころのコルチゾールレベルより低いレベルに下がっていました。コルチゾールの値

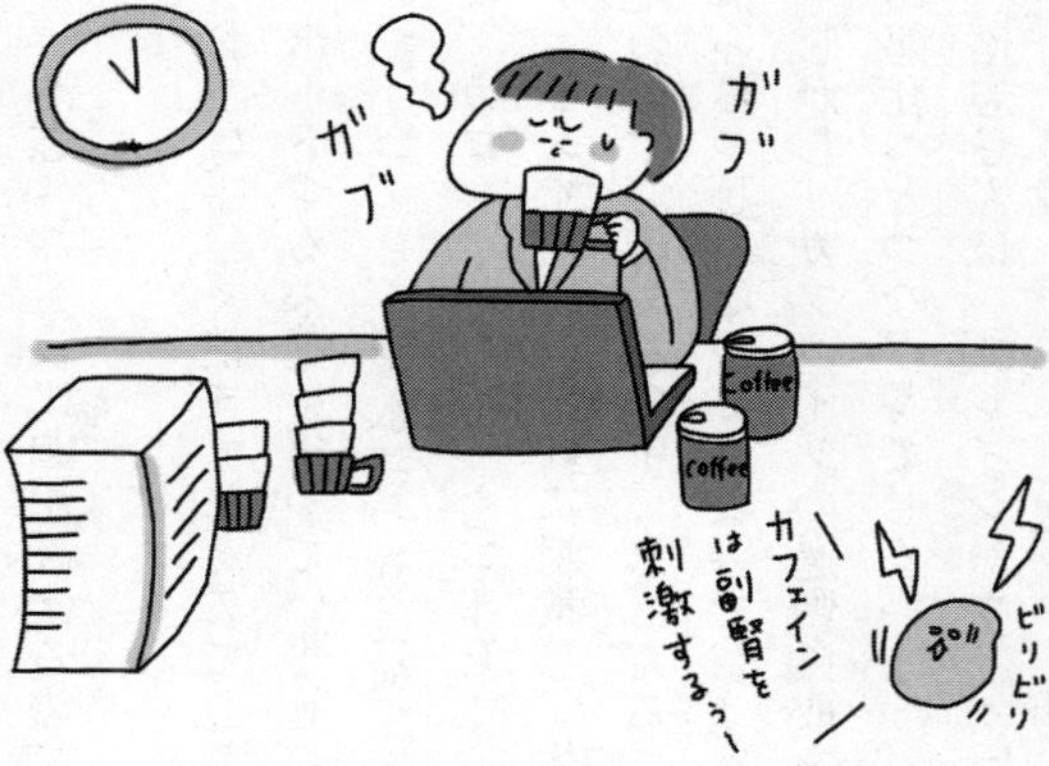

は、人によって居心地のいい基準があり、個人差があります。平均値という数字だけを見ると、浩志さんの値は正常でも、本人にとっては最適な値より1割でも下がると「人間としてダメになった」と感じるぐらい居心地の悪い状態になるのです。

浩志さんの一日は、想像を絶するほどハードなものでした。朝は6時起床で仕事を終えるのは早くて夜11時、深夜まで残業することもザラでした。実は、理由は後述しますが（126ページ）、副腎疲労に陥っている人は、朝が弱く、日中はぼんやりしているのですが、夕食後調子がよくなり、午後11時ぐらいから元気になることが多いのです。浩志さんも夜に頭が冴えるので、残業して夜中に仕事を片付けていたそうです。

食事は手早く済ますことのできるパン、おにぎり、ラーメンなどで、副腎をサポートする栄養を摂っていませんでした。さらに、日中は頑張りが利《き》かないので、コーヒーを水替わりに何杯も飲んでいます。副腎疲労を患っている人は、カフェインの入ったコーヒーやコーラを無性に欲する傾向があります。カフェインで副腎を過剰に刺激し、体を奮い立たせて一日を何とか乗り切っていたのです。皆さんの中にも、だるさや疲れをコーヒーでごまかしている方、結構いらっしゃるのではないでしょうか。

しかし、カフェインの過剰摂取を続けていると、副腎はさらに疲弊し、体調の悪化へとつながってしまいます。

浩志さんは「ブレイン・フォグ」といって、脳に霧がかかったようなボーッとした状態に陥《おちい》り、思考力や記憶力の低下や、人と会話するのも億劫《おっくう》になる事態を招いていたのです。

■□□□□

私の夫も、副腎疲労でした

実は私の夫である龍介《りゅうすけ》も、長年、深刻な副腎疲労を患っていました。

夫と知り合ったのは、二人が医学部の学生だったときです。当時、夫はとても疲れやすい体質で、普段は学業も、大学で始めたアメリカンフットボールの練習も精力的にこなしていましたが、気がつくと数日間、まるで電池が切れたように寝込むことがよくありました。特に夏休みや春休みなどの長期休暇のときは数日間、夜も昼もほとんどぐったりと寝ている状態でした。気分の落ち込みもよくあり、気晴らしに何か誘ったりしてもふさぎ込んだままでした。

夫は幼いころから大人になるまでいわゆる「アレルギー・マーチ」の連続でした。「アレルギー・マーチ」とは、乳幼児のときは乳児湿疹、アトピー性皮膚炎の症状が出てきて、小学生のときは気管支喘息《ぜんそく》、さらに思春期が過ぎるころに花粉症になるといった具合に、アレルギーの疾患が、年齢とともに行進していくように変わっていくことを言います。

中学生のころには調子がひどく悪くなることがあり、長い休みのときには何日間も寝込むのが普通だったと聞いていました。ですから、寝込んでしまうのは、夫にとってそんなに特別なことではなく、アメフトの練習や日々の実習や試験などで、ストレスや疲れが溜まってしまい、休日になるとぐったりとしてしまうのだろうと、夫も私も考えていました。ふさぎ込んでしまうのも、当時は斜に構えがちだった夫のキャラクターが、体調のよくないときに過剰に出てしまうのだろうと、二人とも深く考えることはなく、やり過ごしていました。

■□□□□

ある朝、体がまったく動かなくなる

病院実習が始まる大学5年生になったころ、アメフトの練習中に不整脈が出て、精密検査をすることになりました。体力には自信があった夫ですが、泣く泣く運動を控えることになり、そのときもずいぶんと落ち込んでいました。

大学を卒業した後は、医師として大学病院で外来や手術に追われながら、大学院で研究も続け、がむしゃらに働き続ける日々が始まりました。たまの休日はやはり倒れるように寝込み、昏々《こんこん》と眠り続け、休み明けは力を振りしぼって仕事へ行く状態でした。

医師として数年が経過したころ、とうとう朝目覚めてもまったく体が動かなくなり、ベッドから自力で起き上がることもできなくなったのです。やっとの思いで病院に連れて行き、診察を受けさせましたが、検査の結果、数値に異常はなく、原因不明でした。そのときはうつ病と診断され、薬を服用することになったのですが、疲労感も気分の落ち込みもいっこうに回復しませんでした。

なんとか仕事に復帰して、再び忙しい日々を続けていましたが、数年後にはさらにひどくなり、トイレや食卓の椅子に座ることさえできなくなりました。今度は休職を余儀なくされ、しばらく入院することになりました。いくつかの病院でさまざまな検査を受けましたが、数値はすべて正常でした。

原因はわからず、どの病院でも判を押したようにメンタル的な問題だと言われました。抗うつ剤を服用しても回復するどころか、ますます悪くなっていくように見えました。

私自身は大学病院で医師として働き続けていました。多忙のうえストレスも少ないとはいえない仕事で、疲れ果てて帰ってくると、寝たきりの夫がいます。休日は二人とも午後まで眠り続け、4時ぐらいになってようやく動き出し、夕飯を食べてお酒を飲んでまた寝てしまうという、荒《すさ》んだ一日でした。

■□□□□ 原因さえわかれば、希望が持てる

本当にどうしてよいのかわからず、私も精神的に追いつめられていきました。夫の不調は現代の医療では解明できないのか、それとも夫は単なる根性なしなのか、あるいは環境が悪いのか……。出口のない長いトンネルの中にいるようでした。

あるときなど、自分が科学的、論理的な思考をすべき医者にもかかわらず、太陽光に当たるのがいいと耳にすると、太陽光と同じ光を発するライトを買ってきて夫に向けて照らし、何とか起き上がってくれないものかと願いました。

「俺がいなくなれば、良子も楽になる」「苦しい」「生きている意味がない」、夫の言葉に、「私だって苦しいのよ！」と返したくなるのをグッと堪え、妻としても医者としても無力感に打ちひしがれました。「夫は本当に生きるのを諦《あきら》めてしまうかもしれない」という恐怖心も増していくばかりです。

うつ病に見える症状にもかかわらず、薬が効かず、ぐったりしたままになる病気は何だろうかと、藁《わら》にもすがる思いで、インターネットで検索し、論文や本などありとあらゆるものを調べ続けました。「うつ病」「原因不明」「疲労感」「アレルギー」「喘息」など、夫のあらゆる症状を日本語だけでなく英語でも検索にかけ、何時間もネットサーフィンをしました。

すると、"Adrenal Fatigue"とか、"Adrenal Exhaustion"といった文字が検索で引っ掛かるようになり、アメリカ人のジェームズ・L・ウィルソン博士が書いた『Adrenal Fatigue』という題名の本に辿《たど》りついたのです。その本の表紙には「理由もなく疲れていませんか」「朝起きるのが億劫ではありませんか」「疲れているのに寝られないことはありませんか」と、ピンとくる症例が載っていました。「これだ！　夫はアドレナル・ファティーグだ」と直感し、原因さえわかれば治療の方法を見つけることができるはずだと、一筋の光が見えたように感じました。

■□□□□

コルチゾールが極度に低下

注文した本が届き、手にしたときは、胸が熱くなりました。夢中で本を読み、本の中に書いてあった「唾液検査」のキットを日本に取り寄せ、夫の検査をしてみました。結果は、**唾液中に検出されるコルチゾールのレベルが極度に低下している状態**でした。

副腎から分泌されるコルチゾールは、ストレスホルモンとも呼ばれ、ストレスのレベルを測る尺度となるホルモンです。生命維持にもっとも重要な役割を果たしているホルモンと言えます。副腎は、他にもさまざまな重要なホルモンを作っては体内に出しながら、ストレスに対処して体を守る司令塔のような臓器なのです。

副腎がさまざまなストレスに晒され続けると、副腎が疲弊して必要なホルモンを必要な分量だけ分泌できなくなり、正常に機能しなくなってしまいます。そのような状態になると、その人に何かストレスを感じる現象が起こっても、副腎が対処できず、結果として、いつもぐったり疲れていたり、うつ病のような症状に陥ることもあります。

この症状をウィルソン博士は**「アドレナル・ファティーグ」**(アドレナル=副腎、ファティーグ=疲労)、日本語に置き換えると**「副腎疲労」**と名付けたのです。

ウィルソン博士は30年にわたり、アドレナル・ファティーグで苦しんでいる患者さんの治療に携《たずさ》わっています。著書には、ストレスの強い仕事、生活習

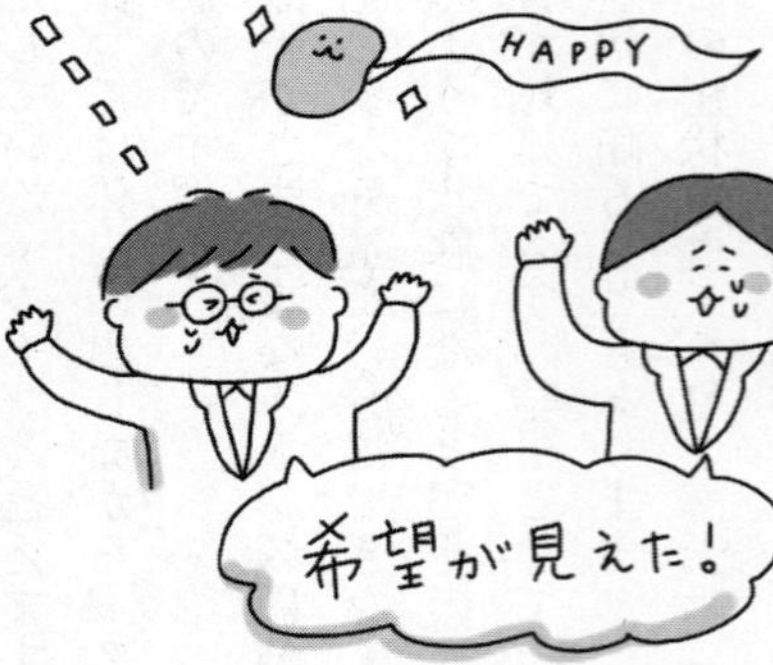

慣、偏った食習慣など、さまざまな環境要因でのストレスの積み重ねがアドレナル・ファティーグの原因になることが多いこと、また、喘息や呼吸器感染の発作によって惹き起こされることもあるとありました。夫はまさにアドレナル・ファティーグだと確信しました。

夫にそのことを告げると、「そんな症状、一度も聞いたことがない。医学書にも載っていない」と、最初はなかなか受け入れてくれませんでした。ですが、夫も藁にもすがりたい思いは同じでしたので、本に紹介されているように、生活習慣や食生活を試行錯誤しながら改善し、不足しがちな栄養素はサプリメントで補いました。

奮闘の結果、効果は目に見えて現れてきました。数カ月すると、少しずつですが体を動かせるようになり、疲労感も和らいできました。気分の落ち込みも徐々に減っていきました。

長くて暗いトンネルの中でさまよい続け、ようやく光が差し込む出口に向かって歩き出せたのです。そして、原因不明と言われ続け、長年苦しんでいた症状に「アドレナル・ファティーグ」という病名があったことが、何より夫の気分を楽にさせました。

ウィルソン博士との出会い

夫の体調が少しよくなり始めたころ、夫婦でウィルソン博士にぜひともお会いしたいと思い、アメリカへ行くことにしました。事前に、夫の今までの経緯を博士にメールし、博士が参加する米国抗加齢医学会のセミナーに、私たちも出席することになりました。

博士と出会ったときのことは、一生忘れられないでしょう。白髪で穏やかな顔をした博士は私たちと対面するなり、「よく来たね」と夫を抱きしめました。「本当につらかったでしょう。今までよく頑張りましたね。13時間も飛行機に乗って、よく来てくれましたね。もう大丈夫ですからね、アドレナル・ファティーグは必ず治るから」

そう言いながら夫をずっと抱擁してくれたのです。夫は周りの目をはばかることもなく、泣いていました。博士の奥様は私に「よく支えてきましたね。あなたもつらくて苦しかったでしょう」と気遣ってくれました。私のことまでケアしていただくとは思ってもいませんでした。気づけば私の目からも、涙が止めどなくあふれていました。

「もう苦しみから解放されますよ。これからは、家族のようにずっと一緒ですから。もう大丈夫ですよ」

ウィルソン博士の言葉を聞きながら、私たちは「自分たちが必要としている大切な人に、やっと出会えた」と、何か温かいものに包まれたように感じました。実は博士自身、かつてアドレナル・ファティーグを患っていたそうです。博士の言葉がじんわりと身に沁《し》みわたったのは、実際に経験した人間同士だからこそ、伝わるものがあったのかもしれません。

驚いたのは、セミナー会場で出会ったドクターたちの中に、アドレナル・ファティーグを経験した人が何人もいたことです。サッチャー首相のような〝鉄の女〟風のある女医は、長年、ER（救急救命室）で働いた後、燃え尽き症候群のようになり、リウマチも患ったそうです。ホルモン治療の専門家のドクターは、ときどき動けなくなるほど、つらい症状が出たと言っていました。

自分たちが苦しみを経験したからこそ、医者としてアドレナル・ファティーグの治療に向き合うようになった。同じようにつらい思いをしている患者さんたちと気持ちをシェアできるようになった。彼らは口々に、こんなふうに語りました。私たちにも親身になって、「こんな検査をしてみたらいい」「このサプリを試してみたら」などとアドバイスしてくれました。

■□□□□
日常生活の工夫で、夫の症状が徐々に回復！

夫はアメリカ滞在中に、唾液、血液、尿検査などの必要な検査を済ませました。帰国後はスカイプを使って、ウィルソン博士の指導の下、治療がスタートしました。アメリカで行なった検査の結果は、惨憺《さんたん》たるものでした。

食間に唾液を採取して、一日の時間帯によるコルチゾール量を調べたところ、夫には**コルチゾールの生産異常**が起こっていました。

コルチゾールは、一日を通して均一の量が分泌されるのではなく、時間ごとに生産量が変わっていく**「日内変動（サーカディアン・リズム）」**があります。コルチゾールは朝の目覚めを促《うなが》す役割もあり、通常午前6時ごろから生産量が増えます。午前8時ごろまでに生産量がピークを迎え、エネルギーをもっとも必要とする日中の活動期に備えます。その後午前11時から午後3時ごろにか

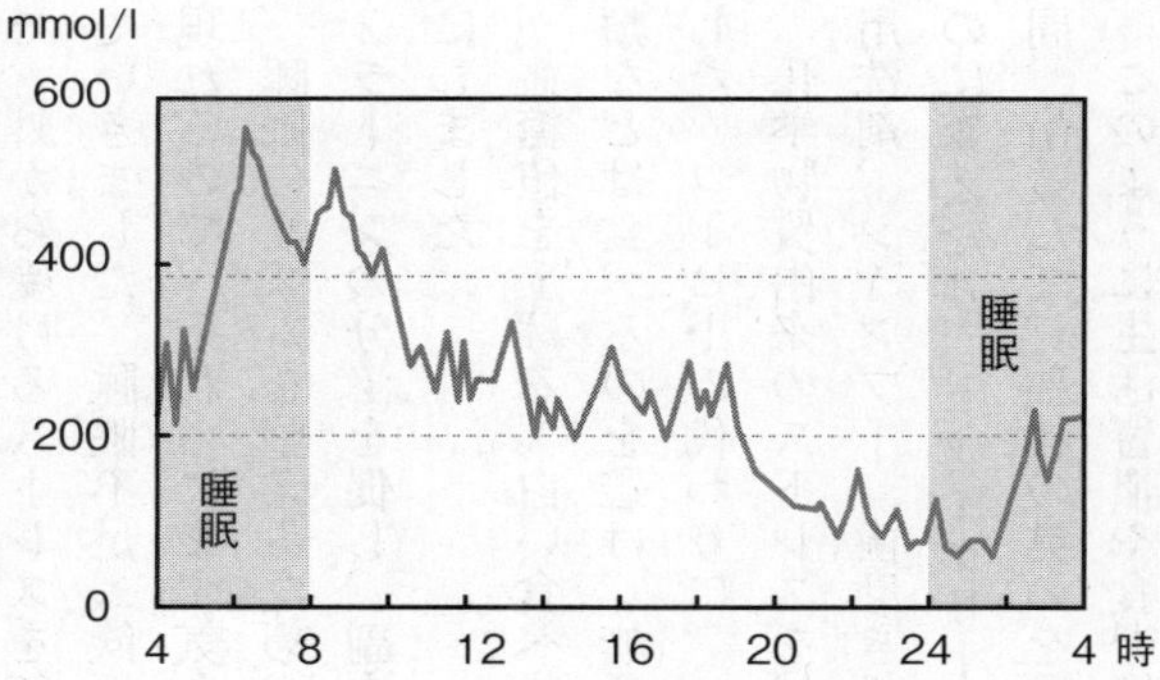

コルチゾールの日内変動

けて急速に生産量が減り、それ以降、午前0時前後にかけてはさらに生産量が低くなります。そして、深夜にはもっとも低い量になり、ピーク時の10分の1しか生産されません。その時間帯は、日中に多くのストレスを受けて働いていた副腎を休ませるためにあるのです。

この一日の変化が、コルチゾールの日内変動です。夫の場合は、コルチゾールの生産量が一日を通して正常値よりかなり低い数値で、さらにコルチゾールの生産サイクルが不規則でした。

夫は副腎が器質的にも弱かったの

で、外から受けるストレスを極力減らすために、生活習慣や食生活をまず変えていきました。睡眠不足、飲酒、添加物の多い食事を続けるとてきめんに体に現れるので、それらにまず気をつけました。

睡眠のリズムを整えるため、部屋の照明は蛍光灯ではなく、睡眠ホルモンのメラトニンの分泌を促し、副交感神経を優位にしてリラックスできる間接照明にしました。

血糖値を上げる〝白い食べ物〟——精製した砂糖、白米、うどん、そうめん類などは食べるのを避け、無農薬の玄米、ライ麦パン、そばなどに切り替えました。コーヒーの代わりに、ハーブティーを楽しむようにもなりました。

化学物質由来のストレスを減らし、アレルギーを惹き起こさないよう、洗濯用洗剤、シャンプー、歯磨き粉などはできるだけ化学物質不使用の無添加のものに変えたり、ドライクリーニングに出した服はビニール袋を外して、数日間、吊るして、独特の臭いを取ってから着るように（今も）心がけています。

このように生活習慣や食習慣を一つずつ変えていき、数年が経った現在、夫はどん底だったときと比べて、別人のように健康になりました。今でもときどき、不調に襲われることはありますが、回復力が以前とは違います。ウォーキングや合気道を始めたり、運動にも前向きに取り組むようになりました。

昔、小学校の先生が「『夢が叶う』の叶うという漢字は、口からプラスが出ると書くのだよ」と教えてくれたことを覚えています。いつも斜に構えていた夫の口から出る言葉も、体調が上向くにつれ、だんだんと前向きな言葉に変わっていきました。

■□□□□ アメリカでは数百万人が苦しむ病

夫が少しずつ健康を取り戻していく過程で、ウィルソン博士のレクチャーを受講するために、夫婦で何度もアメリカにわたりました。初期の段階では夫の体調をさらに改善するために指導を受けていたのですが、あるとき、博士から「アメリカには、潜在的にアドレナル・ファティーグに苦しむ患者さんが数百万人はいる」と聞き、はっとしました。日本でも、アドレナル・ファティーグという病気に気づかずに、苦しんでいる患者さんが非常に多いのではないかと思ったのです。

日本は、15人に一人の割合でうつ病になるといわれる〝うつ病大国〟です。仕事のときだけうつの症状が現れる〝新型うつ〟や〝隠れうつ〟など、さまざまなタイプのうつ病が蔓延《まんえん》しています。**うつで苦しむ人々の中には、症状の本当の原因がアドレナル・ファティーグであるケースがかなりあるのでは**と思います。

日本でもアドレナル・ファティーグの治療ができる場所が必要だと痛感し、私たちのクリニックで外来を始めました。夫のように原因不明の疲労感、精神的な落ち込みで苦しんでいる人が、予想以上にクリニックを訪れ、たいへん驚きました。日々の仕事、育児、家事、人間関係などのストレスに疲れ切り、不調が現れてしまった患者さんは、概して生真面目で何事にも一生懸命取り組むという、典型的な日本人気質の方でした（もちろん、いろいろなタイプの患者さんがいらっしゃいますが)。

私自身、純粋に医者として願っているのは、それぞれの患者さんに、**毎日を自分の一番いい状態で過ごしていただきたい**ということです。夫の体験を通じてウィルソン博士と巡り合えたことで、患者さんが笑顔を忘れずに、普通に楽しく生活できるために、医療はいったい何ができるのだろうか。そのことを常に考えるようになりました。

従来の医療ですと、原因がわからない場合、精神科や心療内科へ行くようにいわれることが多いのですが、私たち家庭医は、まず患者さんに寄り添い、苦しんでいる〝根底〟の部分を探っていかなければいけないと感じています。

■□□□□

うつ、甲状腺、糖尿病……さまざまな疾患の原因は「副腎」にある

副腎機能の低下によって起こるアドレナル・ファティーグの症状は、実は100年以上前に医師によって認識され、臨床で扱われてきました。それにもかかわらず、現在でも欧米や日本の先進国の大学の医学部でアドレナル・ファティーグについて教えることはありません。

一般的には、多くの医師が**アドレナル・ファティーグという状態を認識していないのが現状なのです。**

副腎の病気といえば、現代医学ではアジソン病やクッシング症候群などに限られています。アジソン病は副腎機能が非常に低い状態で、体に必要なホルモンを必要な量、生産できない重篤な病気です。肌の色が黒くなり、副腎の組織

が損なわれることもあり、激しい倦怠《けんたい》感に襲われます。クッシング症候群はステロイド薬の使用によって起こることが多く、コルチゾールやアンドロゲンなどのホルモンが過剰に分泌される病気です。お腹回りに脂肪がつき、手足は細く、「ムーンフェイス」といって、顔がまるで満月のようにまん丸になる症状が出るのが特徴です。

コルチゾールの値が異常に低い、あるいは異常に高い、体に明らかな兆候が現れているという副腎の病気は治療の対象になります。しかし、臨床検査をしても引っ掛からないアドレナル・ファティーグは、潜在的な患者数がアジソン病やクッシング症候群よりもはるかに多いにもかかわらず、現代医学では〝**存在しない病**〟なのです。

しかしながら、ウィルソン博士の30年におよぶ地道な取り組みのおかげで、アメリカとヨーロッパの抗加齢医学会では、アドレナル・ファティーグという概念がようやく注目されるようになりました。

特にアメリカの抗加齢医学会では、甲状腺の病気、感染症、喘息、うつ病、糖尿病、高血圧、アルコール依存症などのさまざまな疾患を治療するにあたり、また、ホルモン補充療法を行なう場合には、まず、アドレナル・ファティーグの治療を優先的に行なうよう指導しています。戦地から帰国した兵士のストレスの治療にも活用されるようになっていると聞きます。患者さんの治療をする際に、一番最初に診る〝根底〟の部分がアドレナル・ファティーグですよ、というわけです。

不調の原因がわかれば、治療の方法が必ず見つかります。ストレスに痛めつけられてきた自分を癒《いや》し、ストレスから解放されるためには、ホルモンを生産しながらストレスをコントロールする「副腎」という小さな臓器の健康状態をよくすることが要《かなめ》なのです。

次章から、多くの人を苦しめる「アドレナル・ファティーグ」とはどんな病気なのかについて、詳しく解説していきます。

第2章

副腎疲労とは何か

□■□□□

どんな人でも副腎疲労を患う！

副腎疲労（アドレナル・ファティーグ）が原因で苦しむ患者さんの症例を紹介してきましたが、この〝病〟は、医学的にはまだ「病気」とは認められておらず、ほとんどの病院では「原因がわからない」「病気ではない」と言われてしまいます。ですので、介護疲れで副腎疲労に陥った礼子さんのように**「怠け病」**と言われ、周囲の理解を得られないケースも多いようです。

しかし近年、確実にこの〝病〟に苦しむ患者さんは増えていると感じます。年齢、性別、職業にかかわらず、どんな人でもこの状態に陥る可能性があります。現代のストレス社会では、子供でさえアドレナル・ファティーグと無縁ではありません。クリニックには、小さなお子さんの患者さんもいます。

体にストレスが蓄積すると副腎の機能が低下し、アドレナル・ファティーグを発症します。その結果、健康を害するのはもちろんのこと、家族や友人たちとの時間や仕事や趣味などの生きがい、幸福感など、形のない大切なものまで失われてしまいます。

しかしながら、先述したように実際の医療現場ではこの〝病〟が正しく診断されることは、ほとんどありません。

ここではあなたや、あるいは身近な人が患っているかもしれないアドレナル・ファティーグについて、どんな症状が出るのか、どのような人が罹りやすいのか、何が原因なのかなど、さまざまな視点でお話しして、より深く理解していただきたいと思います。

さて、もう一度、アドレナル・ファティーグとはどのような〝病〟なのか、おさらいしてみましょう。

ストレスに対処して体を守る役割がある副腎は、さまざまな要因から生じるストレスに晒され続けています。仕事、人間関係、体によくない食べ物、ケガや病気、過度の労働、騒音や化学物質に晒された環境……、あらゆることがストレス源となります。「ストレスの腺」と呼ばれる副腎は、それらのストレスに体が対処できるようにホルモンを分泌しながら、生命活動を維持しています。

副腎が適切に機能していれば、微量ですがバランスの取れた副腎ホルモンを分泌します。しかし、日常的にストレスが多すぎると、副腎がだんだんと疲弊して、機能が低下します。その結果として、副腎ホルモンの中でも「コルチゾール」というストレスに対処するホルモンが、適量分泌できなくなってしまいます。

副腎が疲弊しているとき、際立った特徴として、〝疲労〟という症状が起こります。その状態を、アメリカのジェームズ・L・ウィルソン博士が、〝アドレナル・ファティーグ＝副腎疲労〟と名付けたことは、前章でお話しした通りです。

ウィルソン博士は、アドレナル・ファティーグの症状を訴える患者さんの治療に長年携わる一方、医療従事者への指導を行なう立場にもあり、副腎機能と内分泌のバランスが健康に与える影響を研究している第一人者です。

□■□□□ いつもぐったり、疲れていませんか？

アドレナル・ファティーグの症状は、たとえば、日常的に疲れやだるさを感じる、性欲がなくなる、便秘が続くという人もいれば、夫のように朝、ベッドから起き上がることもできなくなったり、激しい落ち込みに襲われる人もいます。疲れがなかなか取れないというレベルから、仕事や学校にも行けなくなるというレベルまで、重症度もさまざまです。

症状の程度の差はあれ、アドレナル・ファティーグを患うと、ほとんどの人につきまとうのが、**慢性的な疲労感**です。ところが、疲労というのは数値で測れないため、診察を受けても検査結果に現れず、原因不明となってしまいます。

本人は疲れていて体調が悪いのに、体にははっきりとした病状が出るわけではないので、周りの人からはなかなか気づかれません。アドレナル・ファティーグの初期の段階では、日常生活を支障なく送るために、コーヒー、コーラ、健康ドリンクなどでカフェインを摂取し、消耗した副腎を刺激して、体に鞭《むち》打ちながら頑張ってしまうのです。

そのうちに、副腎の疲弊が限界点に達し、仕事を休みがちになったり、休日は一日中、寝ていたりすると、職場の同僚、家族、友人から、「やる気がない」「怠け者」というレッテルを貼《は》られてしまうのです。

□■□□□

「慢性疲労症候群」とはどう違うの？

最近よく聞く新しい病気として、「慢性疲労症候群」というものがあります。それまで元気に過ごしていた方が、原因不明の疲労感に悩まされ、社会生活に支障をきたす病気です。２００４年の大阪地区での文部科学省研究班の調査では、日本における15～65歳の患者数は約24万人と推定されています。

日本疲労学会は、この病気について「6カ月以上持続する原因不明の全身倦怠感」を訴える患者さんのうち、うつ病などの疾患をもつ方を除いて、微熱や思考力低下などの診断項目のうちいくつかを満たす患者さんを「慢性疲労症候群」と認定しています。近年、メディアなどでもこの言葉がよく聞かれるためか、「アドレナル・ファティーグも、慢性疲労症候群も、主な症状は疲労。二つの病気はどう違うの？」という疑問をいただくことがあります。

この二つの状態は、同一ではありませんが、重なるところの多い病気です。患者さんは多くの場合コルチゾールの値が低下しており、症状や発症のきっかけなどにも類似点がみられます。

アドレナル・ファティーグを提唱したウィルソン博士によると、慢性疲労症候群と診断された方の中に、潜在的なアドレナル・ファティーグの方がいると考えられます。また、慢性疲労症候群を含めた何らかの原因でずっと体の具合が悪いことは、精神的肉体的ストレスになります。つまり、慢性疲労症候群が原因となってアドレナル・ファティーグになることもあります。

□■□□□

便秘、体重増加……、こんな兆候が出たら要注意

副腎機能が低下すると、体や心にさまざまな兆候が現れてきます。もしあなたや身近な人に、以下のようなことが起こっていたら、副腎が警告を発信していると考えてください。

ちょっとした兆候でも見逃さずに、「アドレナル・ファティーグかもしれない」と気づくことが、健康を取り戻す第一歩です。

□慢性的に眠く、眠っても疲労が解消されない。
□朝、起きるのがつらい。
□午後2～4時ぐらいの間に特に疲れを感じる。

□カフェインを含む飲み物がないと目が覚めない。やる気が出ない。
□アレルギー症状が悪化した。
□鼻炎、喘息が悪化した。
□塩分や糖分の濃いものを無性に欲する。
□毎日、お酒を飲まずにはいられない。
□体重が増加し、特にお腹回りやお尻に脂肪がついてきた。
□抜け毛が多くなり、髪の毛が薄くなってきた。
□風邪を引くとなかなか治らず、咳が数週間続くことがある。
□慢性便秘だ。
□冷え性である。
□腕や顔にシミが出てきた。
□関節が痛む。
□くるぶしがむくみやすい。特に夕方にむくみがひどくなる。
□PMS（月経前症候群）や更年期障害がひどくなった。

□座った状態や、横になった姿勢から急に立ち上がると、立ちくらみやめまいがする。
□午後11時過ぎに元気になる。
□性欲が著しく低下した。
□眠りについても3時間ぐらいで目覚めてしまい、その後なかなか眠れない。
□疲れているのに、寝つきが悪い。
□ちょっとしたことでイライラして、ヒステリーを起こすことがある。
□プレッシャーをかけられると、思考が混乱する。
□集中力がなくなり、記憶力が悪くなった。
□何もかも嫌になることがある。
□気分が落ち込みやすい。

（参考：『医者も知らないアドレナル・ファティーグ』（ジェームズ・L・ウィルソン著、本間良子訳、本間龍介監修、中央アート出版社）

これらはすべて、副腎疲労によって惹き起こされる症状です。なぜ、そのような症状が現れるのか。その原因は何なのでしょうか。副腎の多様な働きを説明しながら、それを解き明かしていきたいと思います。

□■□□□ 小さなストレスも副腎にダメージを蓄積

繰り返しお話ししてきたように、アドレナル・ファティーグは、ストレスが原因となって起こります。

ただし、ストレスとひと言で表しても、その種類は実にさまざま。激しい運動、ケガ、病気、喫煙、薬物の摂取などの身体的なもの。恋人や夫婦間のいさかい、仕事のプレッシャーといった、怒り、緊張、焦りなどを感じる情緒的・心理的なもの。住環境や夏の暑さ・冬の寒さなど、環境的なもの。それらが絡《から》み合って、ストレス源となることも多いのです。

このようにストレス源は多岐に及びますが、副腎はすべてのストレスに反応します。人生の中で起こり得るもっとも大きなストレスといえば、家族や最愛の人の死、重い病気、交通事故などでしょう。ある人にとっては、失恋や離婚、リストラなども、耐えがたいストレスとなります。

突然、襲いかかる不幸でなくても、日常の生活は何かしらのストレスであふれています。本人が自覚しないような小さなストレスでも、日々積み重なって蓄積されていくことで、副腎への負荷は増えていきます。

簡単に説明すると、ストレスの量が許容量を超えて副腎が対処できなくなると、アドレナル・ファティーグが起こるのです。

□■□□□

ストレスには3段階ある

ストレスという言葉は、ハンガリー系カナダ人の生理学者、ハンス・セリエ博士が、「ストレス学説」を唱えたことに始まります。セリエ博士によると、ストレスには、警告期↓抵抗期↓疲憊《ひはい》期という3段階があり、その段階を経て体に不調が現れるようになると言います。
この3段階に沿ってアドレナル・ファティーグの症状を説明していきましょう。

第1段階：警告期

ストレスが軽く、あまりストレスを受けていると自覚していない状態です。精神的には疲れていなくても、副腎に負担がかかり始めています。寝つきが悪くなったり、疲れやすくなるなどの症状が現れます。この時点でストレスマネージメントができると、アドレナル・ファティーグに至らずに体調が改善します。

第2段階：抵抗期

ストレスに負けないように、副腎が抵抗している時期です。ストレスを受けているとわかっていても、気力で何とか乗り越えようとして無理をしています。

副腎からはコルチゾールが多量に分泌され、感情の起伏が激しくなったり、落ち込みやすくなります。血圧も上昇したり下降したりとコントロールを失いつつあります。また血糖値が高くなったり、不眠などの症状が起こりやすくなります。この段階で、アドレナル・ファティーグに適切な対処をすれば、ぐったりとした疲労感がつきまとうことはありません。

第3段階：疲憊期

疲憊期とは、疲れがピークに達してストレス関連疾患が生じる時期です。この疲憊期間が長期間続くと体のエネルギーが消耗して、神経や筋肉の動きが衰えます。体が衰弱し、うつ症状が現れるのもこの時期です。

２０１３年9月に厚生労働省が「労働者健康状況調査」を発表しました。これは10人以上が働く民間事業所の従業員を対象に調査したものですが、それに

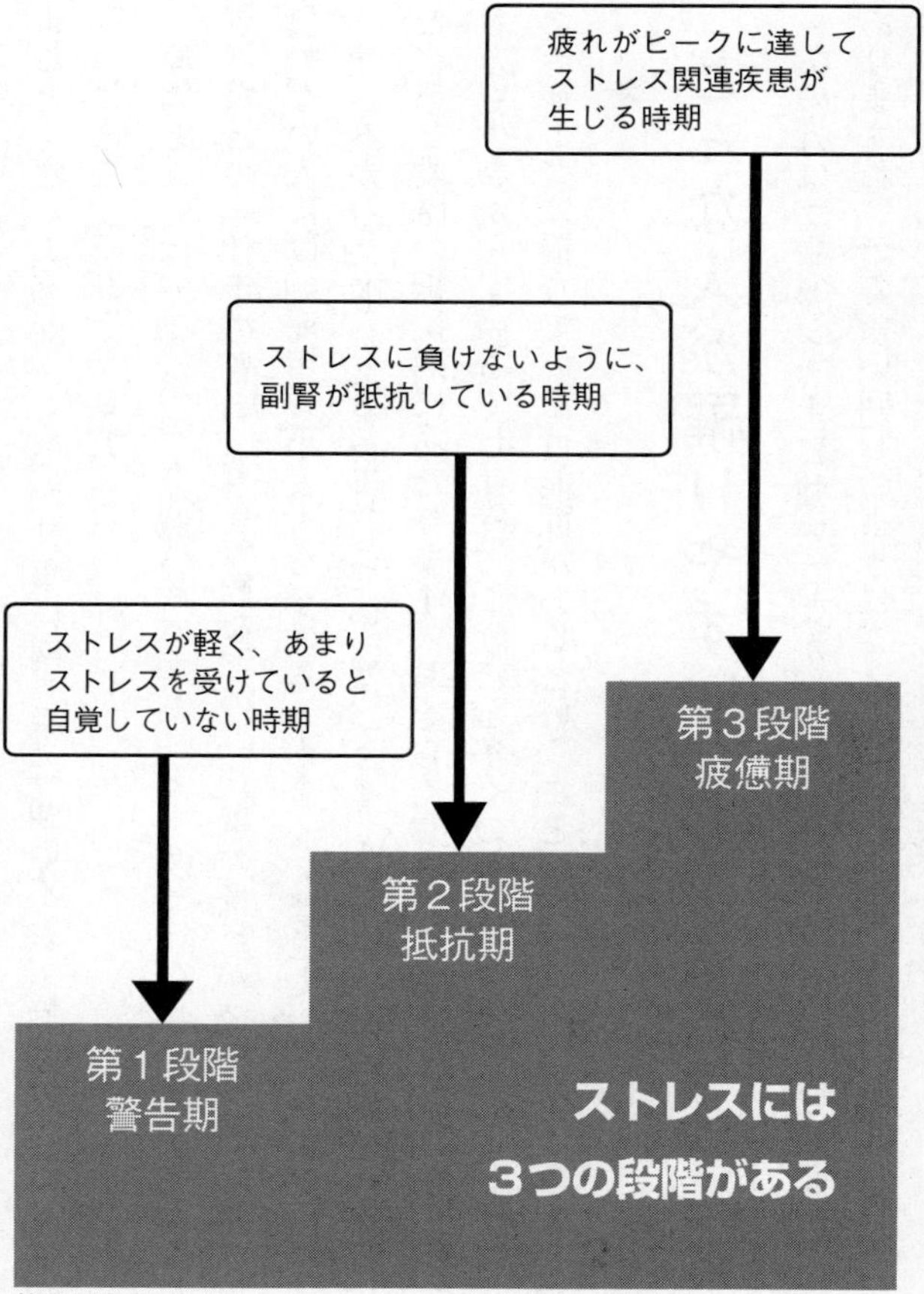
疲れがピークに達して
ストレス関連疾患が
生じる時期
ストレスに負けないように、
副腎が抵抗している時期
ストレスが軽く、あまり
ストレスを受けていると
自覚していない時期
第3段階
疲憊期
第2段階
抵抗期
第1段階
警告期
ストレスには
3つの段階がある

第2段階で、アドレナル・ファティーグに適切な対処をするのが望ましい。

よると、働く人の60・9％が仕事に関して「強い不安、悩み、ストレスがある」と感じているそうです。

原因としては、「職場の人間関係」がもっとも多く、仕事の要求水準が高すぎるなどの「仕事の質」、過重労働などの「仕事の量」が続いています。正社員でない人には「雇用の不安」を挙げる人が多くいました。

強い不安やストレスを自覚しているのですから、ストレスの3段階でいうと、第2段階の抵抗期にあたります。おそらく、中には第3段階の疲憊期にある方も少なからずいるでしょう。これほど多くの割合の人が、アドレナル・ファティーグに罹っている可能性があるということに、あらためて驚きました。

□■□□□

どんな人が罹りやすいか

「あの人はプレッシャーに強い」とか、「打たれ強い」などと言うことがよくありますね。この言い回しのように、ストレスに耐える能力というのは、人によって違います。アドレナル・ファティーグに罹りやすいかどうか、症状がどのように現れるかにも個人差がかなりあるのです。

職場の同僚が自分とまったく同じ仕事を与えられても、その人はそれをストレスと感じないで、楽々とこなすかもしれません。けれども、あなたにとっては、その仕事が多大なストレス源になるかもしれないのです。あなた自身も、別の時期に別の人から同じ仕事を与えられていれば、それほどストレスを感じないで済むということもあり得ます。

ストレスの許容量は人によって違い、また、同じ人でもその人が置かれている状況によって変化します。

では、どのような人がストレスに弱く、アドレナル・ファティーグに罹りやすいのでしょうか。

アドレナル・ファティーグでつらい思いをしている患者さんを治療してきた経験から一言で言うと、**「頑張りすぎ」**の人です。性格面では、概して生真面目で責任感の強い人。いつも頑張る人、向上心が強く物事にけっして満足できない人、完璧主義の人、いつも我慢していて感情をうまく表すことができない人も当てはまります。

また、こういう人は自分を「怠け病」と責めがちです。女性に多いのですが、疲労感やだるさから家事ができず、家が散らかり、食事もできあいの惣菜ばかりに……。「今は具合が悪いのだから仕方がない」と気持ちを切り替えられず、自分は妻、母として失格だと感じ、ますますストレスを溜めます。状況に応じて手抜きをしたり、気持ちを切り替えてリラックスすることがなかなかできない人たちです。

もちろん、ここにも個人差があります。体や心がとても丈夫な方と、平均的な方では、「頑張りすぎ」のラインにも差があるからです。もともと丈夫な方でも、体の警告を無視して頑張りすぎていると、ストレスに弱くなります。

都会で暮らすと副腎が疲れやすい？

日常生活の習慣面からみると、以下の例が挙げられます。

・いつも睡眠不足である人。
・夜更かしをすることが多い人。
・疲れているときに、甘い食べ物を摂ったりコーヒーやコーラなどの刺激のある飲み物を飲む人。
・ファーストフードをよく食べるなど、栄養バランスの悪い食事をしている人。
・市販薬やアルコールを常飲している人。

すべての薬は肝臓で代謝されます。アルコールや化学物質も同じように、肝臓で代謝されます。薬の常飲は、解毒作用を持つ肝臓を酷使し、体に大きなストレスをかけるからです。

また、長時間労働、睡眠パターンの調整が必要な交代制勤務、多大な重責を担う仕事に携わっている人は、アドレナル・ファティーグになりやすいと言えます。職業として、医師や看護師、政治家、企業家、警察官、タクシーの運転手などがそうです。

中間管理職の立場にある人は、上司と部下の双方の要求に応《こた》えなければならない苦労をしているでしょう。うまくいかなければ責任を負わされ、業績を上げてもなかなか認めてもらえない。この〝板挟み〟のストレスが積み重なると、アドレナル・ファティーグを患うケースが多いと言えます。

さらに、子育てに家族の協力をなかなか得られない母親など、家庭内で何かしらの問題を抱えている人も、アドレナル・ファティーグ予備軍です。

興味深いのは、**田舎暮らしの人は都会で生活する人に比べて、アドレナル・ファティーグを患っていても、回復が格段に早い**ということです。

富山県魚津市に「浦田クリニック」という、アンチエイジングのための診療を行なっているクリニックがあります。そこの理事長さんから依頼され、そのクリニックでアドレナル・ファティーグの患者さんの治療をしています。驚いたことに、神奈川県川崎市にある私たちのクリニックの患者さんと同じような症状であっても、富山の患者さんはアドバイスした食事療法を続けるだけで、あっというまに治ってしまう人が多いのです。

都会やその郊外での暮らしは、自然豊かな田舎に比べてさまざまなストレスが多いのは言うまでもありません。朝夕、満員電車で通勤というしんどさがないことも影響しているかもしれません。

食べ物に関しても、富山では新鮮な魚介類や露地野菜が毎日のように食卓に並び、疲れた副腎に必要な栄養素を補えます。アドレナル・ファティーグに罹ったとしても、さまざまなストレスフリーの因子が健康値を底上げするのでしょう。

副腎ってどんな臓器？

副腎がどのくらいきちんと機能しているかは、その人の健康を測るバロメーターとも言えます。ここでは、健康の要である副腎の働きを、より詳しくお話ししていきたいと思います。少し難しい言葉も出てきますが、ついてきてくださいね。

まず、副腎という臓器が体のどこにあるか、みなさんはご存じですか。肺、胃、腸といった大きな臓器なら人体図を思い浮かべ、どこにあるかイメージが湧《わ》くと思います。体の背面には左右に一対の腎臓があります。そら豆のような形のものが左右に二つ向き合っている図を見たことがあるでしょう。副腎は、その腎臓の上に乗っている小さな臓器です。

副腎は左右に一つずつあり、脊椎《せきつい》の近く、ちょうど一番下の肋骨の真下にあります。右の副腎はピラミッドのような形をしているのに対し、左は半月状で

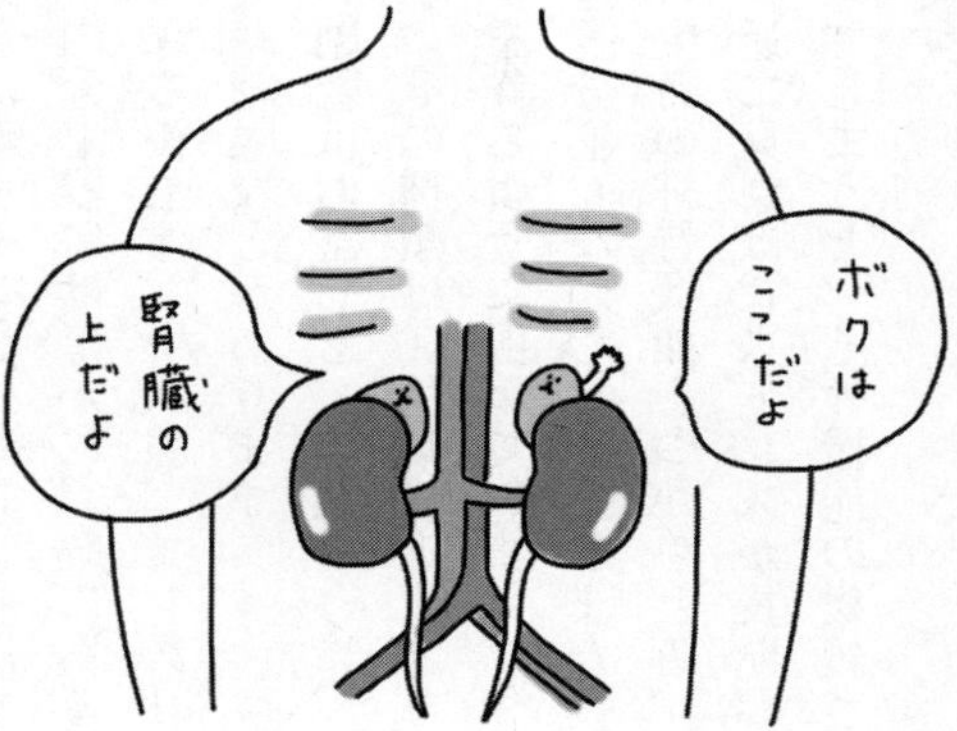

す。それぞれ幅が3~5センチ、厚さは6ミリ程度と薄く、重さは一つが約3~5グラムしかありません。

二つの副腎はそれぞれ、副腎皮質という表層の組織が、内部にある副腎髄質という組織を覆っています。おまんじゅうにたとえるなら、あんこの部分が副腎髄質、皮の部分が副腎皮質というわけです。皮質はさらに3層になっており、外側から球状帯、束状帯、髄質と接する網状帯と呼ばれる組織があります。

副腎という名前から、泌尿器である腎臓の補佐的な役割をしていると誤解されがちですが、腎臓とは直接の関係はありません。副腎は内分泌器で、主な働きはホルモンを生産し、分泌することです。

内分泌器にはほかに、脳にある下垂体やメラトニンを分泌する器官として知られる松果体、甲状腺、インスリンで知られる膵臓《すいぞう》、性ホルモンを分泌する卵巣や精巣などがあります。

副腎はお話ししてきたように、主にストレスに対処するホルモンを作りますが、その種類は50種類以上もあり、複雑な作用を織り成しながら体のエネルギーを作るように働いています。体の臓器の中で、これだけ多くのホルモンを生産・分泌しながら、さまざまな役割を担っている器官はありません。小粒ながら生命の維持機能をつかさどる、百万力の臓器なのです。

逆に見れば、ストレスが長期間にわたり蓄積され続けて副腎がダメージを受けてしまうと、その機能の複雑さのために、全身にさまざまな症状が現れるのです。

ストレスから細胞を守る〝コルチゾール〟

副腎から分泌されるホルモンの中で、副腎皮質で生産・分泌されるのがステロイド（副腎皮質）ホルモンです。その中で重要なのが、副腎皮質の束状帯で生産される糖質コルチコイド（グルココルチコイド）というホルモンです。

糖質コルチコイドは、簡単に説明すると、細胞のエネルギー源となるブドウ糖を作りだしたり、タンパク質の代謝をコントロールする役割があります。

この本で何度も登場したコルチゾールは、この糖質コルチコイドの一種で人間が生きていくために必要不可欠なホルモンです。

通常は、前述した一日のパターン（日内変動、49ページ参照）に沿いながら、ストレスの状態に合わせて分泌されます。コルチゾールは血液の中に放出されて、またたくまに体のあらゆる部位へと循環していきます。

コルチゾールの守備範囲は驚くほど多岐にわたります。体のさまざまなメカニズムと対応しながら、ストレスを受けるたびに、血糖、血圧、免疫機能、脳の覚醒に関わる神経作用、骨の代謝などが正常に働くように、その調整を迅速に行なっています。

また、脂肪をエネルギーとして使えるようにするため、糖質を蓄え、体の修復や回復に必要なタンパク質を使えるようにするという働きを担っています。

さらに、体内のもっとも強力な抗炎症物質であるため、筋肉などの炎症や皮膚の腫《は》れなども、このホルモンの働きで回復します。

コルチゾールはいわば、ストレスから細胞を守るホルモンなのです。

□■□□□

コルチゾールの分泌異常で体にさまざまな問題が！

これほど働き者のコルチゾールの分泌が正常に行なわれなくなると、体はさまざまなダメージに見舞われます。アドレナル・ファティーグの症状の多くは、体内で働くコルチゾール濃度が低下したり、体にストレスが蓄積されてコルチゾールが必要なときに十分な量が生産・分泌されないために生じるのです。

ストレスを受け続けると、副腎はそれに対処するために盛んにコルチゾールを生産します。コルチゾールが過剰に分泌される状態が続くと、副腎が疲れ果ててコルチゾール自体を作らなくなり、ストレスと戦えなくなってしまいます。

すると、免疫機能が低下し、以下の症状のように、体にさまざまな問題が出てくるようになります。

□運動のしすぎで起こった筋肉の炎症がなかなか治らない、虫に刺されたときの腫れがいつまでも残ってしまう。
□体が炎症の一種であるアレルギー反応を起こす可能性が高くなる。以前は問題のなかったものにアレルギー症状が出たり、アレルギーが重症化する。

□コルチゾールの量が適度に調整されず、異常に高くなったり、低くなったりすると、脳の中枢神経系が影響され、睡眠障害が起こったり、感情の起伏、忍耐力、思考力、記憶力に障害が出る。

□コルチゾールの日内変動が乱れると、脳の松果体から分泌され、睡眠を誘導するホルモン、メラトニンの分泌にも影響を及ぼし、睡眠のリズムが乱れる。コルチゾールとメラトニンは、相対する日内変動を示すが、コルチゾールの分泌量が夕方以降になっても高いと、メラトニンが出なくなり不眠を惹き起こす。

□血中のコルチゾールが低いため、肝臓がグリコーゲン（貯蔵血糖）をグルコース（血糖）に変換することが難しくなり、低血糖症を惹き起こす。そのため、甘い食べ物が無性に欲しくなることがある。

単なる「疲れ」と侮っていると、たいへんなことになることがおわかりでしょう。アドレナル・ファティーグは、体のあちこちに症状を惹き起こす「病」なのです。

しょっぱいものが欲しくなる理由

さてここで、副腎で生産されるほかの主だったホルモンと、アドレナル・ファティーグの関連性についても説明をしておきます。

副腎皮質の3層のうち、一番外側にある球状帯では、鉱質コルチコイド（ミネラルコルチコイド）というホルモンが生産・分泌されます。このホルモンの一種であるアルドステロンは、血液や細胞、細胞間で体液の量や、ナトリウム、カリウム、マグネシウムといったミネラルの濃度を調整しています。

アドレナル・ファティーグにより、十分なアルドステロンが分泌されず、体を循環するアルドステロンの濃度が落ちると、ナトリウムが水分とともに腎臓を通り尿として出ていってしまいます。

この結果、体の細胞がナトリウム不足になるだけでなく、体は**脱水状態**にも陥ります。さらには、細胞内のナトリウムとカリウムの比率を一定に保つ必要があるため、カリウムも細胞から流れ出てしまうのです。

アドレナル・ファティーグを患うと、**塩辛いものが欲しくなる**のはこのためです。ナトリウムが不足するため、**無気力、心拍数が不規則になる、立ちくらみがする**といった症状も現れます。

若返りのホルモン、DHEA

副腎皮質の一番内側にある網状帯では、アンドロゲンという男性ホルモンが主に作られます。

男性ホルモンは、男の人の精巣で作られるのでは？　と疑問に思うかもしれません。もちろん、男性ホルモン、女性ホルモンといわれる性ホルモンは、卵巣や精巣という性腺で作られます。

一方、副腎の網状帯でも性ホルモンを生産し、性腺の補助的な役割を果たしています。性ホルモンの主な生産地は卵巣や精巣という生殖器、副腎は第2の生産地というわけです。

若返りのホルモンとして話題になっているDHEA（デヒドロエピアンドロステロン）は、アンドロゲンの一種で、〝ホルモンの母〟と呼ばれるスーパー・ホルモンです。

なぜかというと、副腎で生産・分泌されたDHEAは血液中に流れ、細胞に浸透していき、性別にかかわらず、男性ホルモンのテストステロン、女性ホルモンのエストロゲンへと変化していくからです。

男性にとっては、副腎は男性ホルモンの第2の生産地、女性ホルモンの唯一の生産地。女性にとっては、女性ホルモンの第2の生産地、男性ホルモンの唯一の生産地となります。

卵巣や精巣の働きが悪くなったときでも、副腎から出る性ホルモンが〝女らしさ〟〝男らしさ〟を援護してくれるのです。

□■□□□

セックスレスや〝草食系男子〟も副腎疲労が原因？

以前と比べて、性的な欲求がなくなった、セックスレス状態が続いているということはありませんか。若いころと違って、ミドルエイジになったら、性欲が衰えるのは自然なこと、と思う人も多いでしょう。

実はアドレナル・ファティーグは、性欲とも深い関係があります。というのは、性欲に影響を与えるのは、男女問わず、男性ホルモンだからです。「疲れているからしたくない」という理由だけでなく、男性ホルモンそのものが足りなくなっている可能性があるのです。

アドレナル・ファティーグで副腎が疲弊すると、ストレスに対処するコルチゾールを優先して生産するため、**男性ホルモンとＤＨＥＡの生産が低下しま**

す。「ストレスという大きな怪物と戦っている最中に、セックスのことなど考えられません……」というわけです。

男性の場合は、アドレナル・ファティーグに陥っていると、副腎から性欲を刺激するDHEAも十分に供給されなくなります。若い男性なのに〝草食系〟なのは、アドレナル・ファティーグの可能性あり、なのです。また、副腎の機能が低下しているうえに、加齢によって精巣の機能が衰えていると、なおさら性欲がなくなってしまうでしょう。

女性の場合は、体の中で唯一、男性ホルモンを作っているのが、副腎です。副腎が疲れていると、女性でも性欲が失われるのは当然なのです。

副腎が正常に機能している状態なら、コルチゾールの濃度が年齢にかかわらず、比較的安定しているのに対し、副腎由来の性ホルモンの濃度は加齢とともに低くなります。ですから、年を取るとだんだんと性欲が減退するというのは自然の現象です。

ですが、最近、著しく性欲がなくなったという自覚があるなら、アドレナル・ファティーグを疑ったほうがよいでしょう。

更年期、PMSとも密接な関係に

私たちのクリニックを訪ねてくる患者さんの中で、30代で更年期と同じ症状に悩んでいる女性が増えてきました。更年期症状は一般的に、閉経に向かう40代後半から始まるとされています。30代で更年期と同じ症状が出るケースを若年性更年期と呼んでいます。

遺伝的な問題である場合もありますが、多くは過度のストレス、不規則な生活、無理なダイエットによる栄養バランスの偏りなどが原因です。それによって、卵巣や副腎の機能が低下し、性ホルモンが減少するからです。

説明してきたように、過度のストレスを受けるとコルチゾールが過剰に分泌されます。体に必須のホルモンであるコルチゾールが優先的に生産されるので、性ホルモンは減少してしまいます。さらに副腎が痛め続けられると、コルチゾールの分泌も低下していきます。

副腎の機能が低いと、〝本物の〟**更年期の症状がひどくなったり、PMSで苦しむことも多くなる**のです。このように、女性特有の症状もアドレナル・ファティーグと密接な関係にあるのです。

□■□□□ アドレナリン、ドーパミンも副腎から

ここまでは、副腎皮質から出るホルモンについてお話ししてきました。次は、副腎の中心部にある副腎髄質で生産されるホルモンです。

髄質では、みなさんご存じの〝戦うホルモン〟アドレナリンが生産・分泌されます。興奮したときに血圧を上げるホルモンですね。ちなみに、副腎は英語名で表すとアドレナル・グランド（Adrenal Gland）、アドレナリンの分泌腺という意味になります。

アドレナリンには、血糖量を高める作用もあり、インスリンと拮抗《きっこう》しなが

ら、血糖値の調節を行ないます。

副腎髄質からは、ほかにノルアドレナリンという、激しい感情やスポーツ、過酷な肉体的な作業をして、体が急激なストレスを感じたときに放出されるホルモンがあります。

アドレナリンとノルアドレナリンは、危機的な状況に陥ったときなど、急激なストレスがかかるときに、ともに働きます。気管支や筋肉の血管を拡張し、心拍と心収縮力を増加させます。毛細血管まで血がたぎり、心臓の鼓動が波打つような状態ですね。

それによって、〝闘争か逃走か〟という決断を下し、体が極度のストレスのある状態に置かれたときに対応できるようにしているのです。母親が車の下敷きになった子供を助けるために車を持ち上げるといった〝超人力〟を発揮できるのも、このホルモンのおかげなのです。

さらに、快感を与えるホルモンとして知られるドーパミンも、副腎で生産されます。運動、意欲、学習などに関わるホルモンでもあります。

アドレナリン、ノルアドレナリン、ドーパミンは、どれも神経細胞の興奮を他の神経細胞に伝える神経伝達物質で、副腎髄質ホルモン、英語名でカテコールアミンとも総称されます。

回復しないうつ病も副腎疲労を疑う

ところで、うつ病の原因は、この神経伝達物質が関与しています。

アドレナリン、ノルアドレナリン、ドーパミンは、いわば興奮を惹き起こす覚醒性の神経伝達物質です。これらのホルモンが過剰に分泌されると、興奮や不安などの状態が続き、過剰な活動に走り、生命の危機にも晒されます。

これを抑制して気分や意欲を安定させるのが、やはり神経伝達物質の一つである、セロトニンというホルモンです。副腎髄質で作られる〝アクセル〟役のホルモンに対して、〝ブレーキ役〟がセロトニンです。

うつ病は、これらの神経伝達物質が極度に少なくなるために発症します。ですので、通常うつ病の治療は、抗うつ剤で不足している神経伝達物質の量を増やすのが一般的です。

ところが、夫のように**アドレナル・ファティーグが原因で起こるうつ症状がある**のです。うつ症状の人は、ＤＨＥＡの分泌も低いということも解明されています。

アドレナル・ファティーグが原因のうつ症状の場合は、副腎の健康状態をよくしない限り、抗うつ剤という薬物治療をしてもいっこうに回復しないということも起こり得るのです。

□■□□□ 意外な病気が関連しているケースも

低血圧、低血糖症、アレルギー、更年期症状、ＰＭＳ、うつ病……、さまざまな不調に、実はアドレナル・ファティーグが関係していることを説明してきました。

それ以外にも、意外な病気が副腎の機能低下と関連している可能性があります。

その一つが、中高年の女性に多い**線維筋痛症**です。体の広範囲に痛みを感じ、普通なら痛みを感じないほどの刺激に対しても、激痛が走ることがあります。リウマチのような関節の腫れや変形はなく、一般の検査では異常が見つからないため、理解されにくい難病で、「怠け病」などと言われてしまう人もいます。

日常的に襲う痛みのために心身とも衰弱する病気で、線維筋痛症の患者さんには疲労感が非常に多くみられます。現在でも原因不明の病気とされていますが、ウィルソン博士は、一般の臨床検査では発見されにくい副腎の機能低下が一因ではないかと推察しています。

また、**リウマチ**は免疫機能の異常により、関節が炎症を起こして腫れたり、痛んだりする病気です。免疫機能の調整は、前述したように副腎皮質ホルモンのコルチゾールが重要な役割を担っています。リウマチの患者さんには、副腎がきちんと機能しないために、コルチゾールの分泌異常が起きている人が多いのです。

リウマチの治療薬の中では、コルチゾールのステロイド薬を免疫抑制剤として投与されるケースが多いのですが、そうすると、いわゆる顔がパンパンに腫れる〝ムーンフェイス〟といった副作用が現れます。リウマチがなぜ起こるのか、やはり不調の〝根元〟を見なければ健康は取り戻せないと思います。

さらに、**肺や気管支の慢性的な疾患**は、アドレナル・ファティーグと関連性が高いことがわかっています。これには、**肺炎**や**気管支炎**をはじめ、**喘息**、**インフルエンザ**、**アレルギー**なども含まれます。

呼吸器の慢性的な不調が原因でアドレナル・ファティーグが生じる場合もあれば、アドレナル・ファティーグが原因で呼吸器の疾患が起こりやすくなる場合もあります。副腎と呼吸器の機能は相互につながりあっているのです。

「ストレス由来」と言われる疾患との関係も深いです。アメリカでは、**突発性難聴**、めまいや耳鳴りがする**メニエール病**、またストレス由来とされる**過敏性**

腸症候群や耳鳴り、腰痛、頭痛などがアドレナル・ファティーグの治療で改善したとケーススタディで紹介されています。

ほかにも、アドレナル・ファティーグによって惹き起こされる低血糖症のために、糖類の多いアルコールを欲するようになり、**アルコール依存症**に陥る症例もあります。

アドレナル・ファティーグは自分で治せる！

人がどのぐらい健康で幸せに日々を過ごしていけるかは、副腎の健康状態に左右される――。それが過言ではないことを、おわかりいただけたでしょうか。

もしあなたや、あなたの大切な人がアドレナル・ファティーグの可能性があったとしても、悲観することはまったくありません。

一番伝えたいのは、アドレナル・ファティーグは自分自身の力で治せるということです。あなた自身が実行し、あるいは、あなたの大切な人をサポートしてあげることで、**副腎の健康は必ず回復します。**

アドレナル・ファティーグから立ち直る鍵は、まず、生活習慣を見直すことです。一日のサイクル、仕事や育児、人間関係への向き合い方、ちょっとした日常の習慣を一つずつ、改善してみてください。

同時に、食べ物や飲み物を副腎が喜ぶものに変えていきます。副腎に栄養を与え、機能が改善されるものを食べたり、飲んだりするのです。

こんなシンプルなことを続けていくだけで、アドレナル・ファティーグから脱出できます。不調の原因がわからずにドクター・ショッピングを続けてきた患者さんが、みるみるうちに元気になっていく姿を見るのは、医師として無上の喜びです。

次章では、アドレナル・ファティーグを改善する具体的な方法について、お伝えしていきたいと思います。

第3章

副腎を養って、健康に生まれ変わる方法

——生活習慣編

□□■□□

回復のために今日からできる7つのこと

副腎疲労（アドレナル・ファティーグ）の怖さについて、ここまで書いてきました。本章からは、ご自身、あるいは周囲の人が「アドレナル・ファティーグかもしれない」と思った皆さんのために、疲れ切った副腎を休め、養生し、健康を取り戻す方法について、具体的に示していきます。

アドレナル・ファティーグから脱するために一番大切なことは、あなたの生活を、あなた自身の心と体に合ったものに変えることです。不規則な生活や栄養の偏った食事、過重労働、体によくない化学物質、人間関係の悩みなど、現在の生活にあるストレス要因から遠ざかり、栄養のあるものをきちんと食べ、よく休息することが王道です。

これは一見大変なことに思えます。体の調子が悪いと、精神的にも余裕がなくなり、新しいことを始める気力が失われます。今の生活で変えにくいこともあるでしょう。たとえば仕事や通勤がストレスだからと言って、仕事を辞めたり、今すぐに引っ越すというのは現実的ではありません。今の自分にも無理なくできそうなことを一つでもいいから始め、少し元気が出てきたら、できることを少しずつ増やしていくのがよいでしょう。

どれから取り組めばいいか、迷ったときに取り組んでみてほしいことを、7つ挙げてみました。どれも時間をかけずに始められることばかりです。

①朝、コップ一杯の塩水を飲む
②ビタミンB群を摂る
③タンパク質と野菜・果物をたくさん摂る
④5分でいいから昼寝をし、夜は極力11時までに寝る
⑤小麦と砂糖、牛乳を減らす
⑥毒素を摂らず、排出する
⑦ストレスをコントロールする

①朝、コップ一杯の塩水を飲む

小さじ2分の1ほどの海塩を入れた水を飲むだけです。ナトリウム不足による立ちくらみ解消や気力アップに役立ちます。↓108ページ

②ビタミンB群を摂る

副腎が疲弊すると、ビタミンB群を消耗します。あなたに起こりやすい症状別に、足りないビタミンを補いましょう。↓129、180ページ

③タンパク質と野菜・果物をたくさん摂る

タンパク質は体のエネルギーレベルや血糖値を安定させ、野菜や果物は副腎疲労の治療に効果を発揮する抗酸化物質を多く含みます。↓110、117ページ

④5分でいいから昼寝をし、夜は極力11時までに寝る

最高の治療薬は睡眠と休息です。日中もつらいときには我慢せず、昼寝をし

ましょう。短時間の昼寝は仕事の効率アップにも役立ちます。↓122ページ

⑤小麦と砂糖、牛乳を減らす

小麦に含まれるグルテン、また牛乳に含まれるカゼインはアレルギー源となりやすく、腸に炎症を引き起こすことがあります。また小麦のような白い炭水化物は血糖値を急激に上げます。↓163、165ページ

⑥毒素を摂らず、排出する

有害な重金属や化学物質が体内にあると副腎が疲れてしまいます。お腹の調子を整えて排便をきちんとする、汗をかく、薬味をたくさん摂取するなど、デトックスを心がけましょう。↓142ページ

⑦精神的ストレスをコントロールする

ストレス源を探り、上手に対処する方法を身につけましょう。↓130ページ

□□■□□

正しい生活習慣が「特効薬」に!

先述したように、アドレナル・ファティーグから回復するために一番大切なことは、あなたの生活をあなた自身の心と体に合ったものに整えることです。

この章では、あなたの不調をすっきりとさせ、健康を取り戻すための第一歩として、生活習慣を見直すためのヒントを書いています。

第2章でふれましたが、副腎から出るストレスに対処するホルモン、コルチゾールは「日内変動」をし、一日の間に必要に応じて分泌量が上がったり下がったりします。健康な方の場合、朝起きるころにグンと分泌量が上がり、その後、夜にかけて徐々に下がってゆき、また深夜から朝にかけては徐々に上がってゆきます。

アドレナル・ファティーグに苦しむ患者さんは、「朝や仕事中など、必要なときにコルチゾールが上がらず、頑張れない」、あるいは「寝る前など不必要なところでコルチゾールを上げてしまい、うまく休息がとれない」ことで悩まれていると思います。自分のコルチゾールのサーカディアン・リズム（日内変動、49ページの図参照）に沿って、起床し、活動に移していくことで、ぐったり疲れるのを防ぎ、今よりもずっと体がラクになるのです。

この章では、ホルモンのサーカディアン・リズムを整え、上手にコルチゾールのリズムに合わせた生活をするために知っておきたいポイントを挙げていきます。

難しいことや苦しいことは一つもありません。少しずつ、でも根本から元気なあなたに生まれ変わっていきましょう。

［1日のリズム］

朝寝坊のすすめ

さて、もしあなたがアドレナル・ファティーグに罹っているなら、朝、起きるのがとてもつらいはずです。そんな人は、時間が許すなら、朝はのんびり寝ていてください。

お勤めをしている人は、仕事に行くためにどうしても早起きしなければならないでしょう。ですが、専業主婦の人や在宅勤務の人など、朝、自由が利くならば朝寝坊したり、ご主人と子供を会社や学校に送り出してから〝二度寝〟するのがおすすめです。会社勤めなので到底無理、という人は、せめて休日はゆっくりと朝寝坊をしてください。

というのは、**アドレナル・ファティーグの人は朝早い時間、コルチゾールの出具合がとても悪いから**です。

正常であれば、朝、6時から8時の間にコルチゾールの分泌がピークを迎えます。それによって自然に目覚め、一日の活動に備えて、ほかのさまざまなホルモン系統も連携して生産・分泌されます。

ミトコンドリアも細胞の中で呼吸をして活性化し、エネルギーを盛んに生産します。私たちはそのエネルギーを利用して、体温を保ち、活動しているので

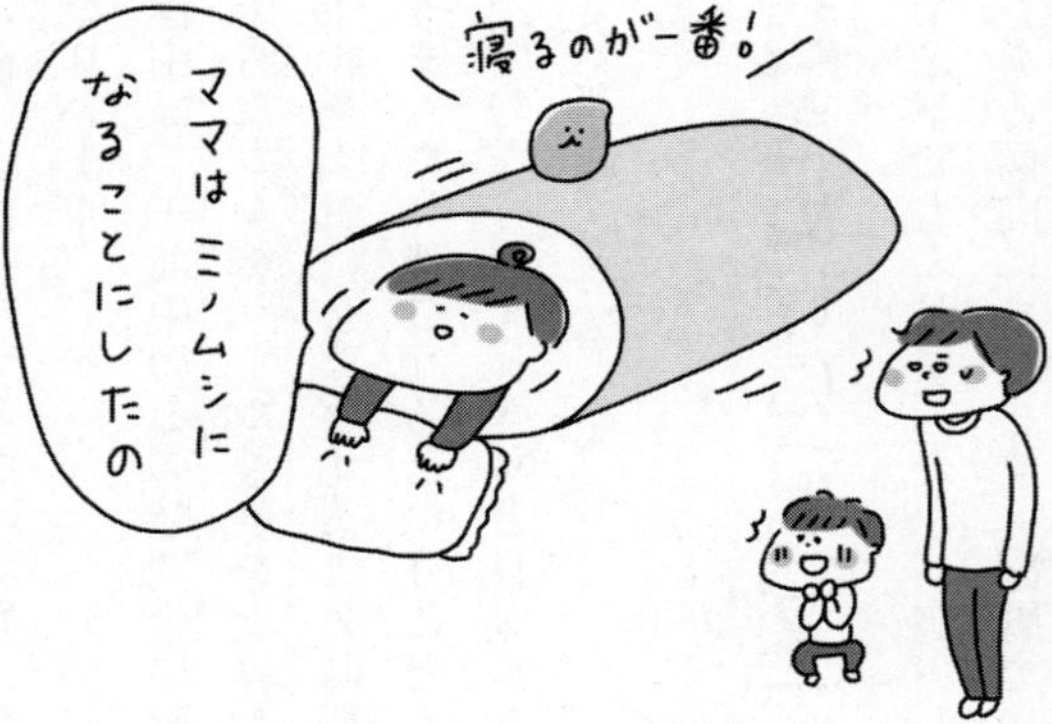
寝るのが一番!
ママはミノムシになることにしたの

す。

ところが、副腎の機能が低下していると、コルチゾールの分泌にピークを作れなくなってしまいます。コルチゾール濃度が朝も低いままなので、活動を始めるためのエネルギーが湧き起こらないのです。

そういう人はできるだけ、朝の活動をスキップして9時ぐらいまでゆったり過ごし、体力を温存するのがいいのです。

夜、あまり眠れなかったとしても、朝7時から9時の間に睡眠を再度取ると、驚くほど疲れが取れます。30分ぐらい〝二度寝〟をするだけでも、だいぶ体の調子がよくなるという患者さんもかなりいます。

理由は、午前中のこの時間帯に眠ることによって副腎も休む機会があると、起床時にコルチゾール濃度を上昇させることができるからです。また、コルチゾールを大量に必要とするこの時間帯には、できるだけ動かず、寝ていたほうがうまくやり過ごせるということもあります。朝寝坊は副腎の回復を後押しするだけでなく、すっきりと目覚めさせ、その日一日を調子よく過ごす助けとなってくれます。

□□■□□

起きぬけにコップ一杯の塩水を

第2章でもふれましたが、アドレナル・ファティーグの人は塩辛いものが欲しくなる傾向にあります。副腎ではナトリウムやカリウム、マグネシウムといったミネラルの調整をするホルモン、アルドステロンを分泌しています。副腎の機能が低下し、このホルモンの濃度が落ちると、ナトリウムが尿と一緒に出ていってしまうと説明しました。

このため、ナトリウムが不足し、立ちくらみや気力が出ないなどの症状が現れやすくなります。これを防ぐために、**朝、コップ一杯に小さじ2分の1ほどの海塩を混ぜた塩水を飲む**といいでしょう。分量はきっちりでなく、自分が「ああ、おいしい」と思う濃さに調節するのが一番です。

そのとき気をつけたいのは、精製塩ではなく海塩を使うことです。精製塩は塩化ナトリウムが99%以上で、それ以外の成分はほとんど除去されています。一方、海塩はナトリウムのほかにマグネシウム、カルシウム、カリウム、亜鉛など、微量元素といわれる必須ミネラルが入っています。

化学的に作った塩化ナトリウムの純度が高い精製塩を、必要以上に摂り続けていると血圧が上がってしまいます。しかし、同じ塩でも多様なミネラルを含んだ自然海塩は体の調子を整えてくれるのです。良質な海塩は血圧を逆に下げるという報告もあるほどです。

最近は体によさそうなネーミングの塩が出回っていますが、選ぶポイントは、原材料名が「海水」のみのものを。原材料名が「海塩」となっていても、ミネラルがほとんど入っていない安価な海外産の「天日塩」を海水で再生加工したものもあるので要注意です。

朝食にタンパク質を

副腎機能が低下している人は、特に朝食をきちんと食べることが大切です。元気な人は、食事を抜いても血糖値を上げるコルチゾールが分泌され、活動できます。しかし、副腎が疲れている人は、朝のコルチゾールの分泌が少ないため、血糖値を安定させることができず、朝からイキイキと活動することができません。エネルギーが湧かないのに無理に活動しようとして（血糖値を上げようとして）、ただでさえ朝は大忙しの副腎に無理をさせることになり、より一層疲れてしまいます。**食事の形で、血糖値をゆるやかに上げる手助けをしてや**

るのです。

朝食でおすすめなのが、和食です。お味噌汁《みそしる》、焼き魚、納豆、少量のご飯に、ドレッシングをかけた生野菜のサラダを加えてみましょう。この組み合わせは、副腎の調子を整えるのにとてもよいメニューです。

タンパク質は体のエネルギーレベルや血糖値を安定させ、ドレッシングの油は炭水化物を摂取したときに血糖値が急激に上がるのを防ぎます。野菜からはビタミン、ミネラルなどの栄養素のほか、抗酸化物質も摂ることができます。

ご飯は、白米ではなく、玄米などの未精製米をできるだけ食べましょう。そのほうがエネルギーの代謝がよりゆるやかで、炭水化物以外のさまざまな栄養素も同時に摂ることができるからです。

アドレナル・ファティーグの程度が重い場合は、朝からたくさん食べると胃もたれがすることもあります。そういうときは無理せず、体が欲する量だけ食べるので大丈夫です。胃腸の調子が悪い人は、生野菜ではなく、加熱した野菜に変えてください。

また、大豆食品を食べると、しばらく時間が経ってから、お腹が張ったような感じになる人は、大豆アレルギーの可能性があります。アレルギーの原因となる食べ物を食べて、すぐにアレルギー症状が出るのではなく、数時間から数日経ってから反応するのを、慢性食物アレルギー、または遅発性食物アレルギーといいます。

大豆の慢性食物アレルギーの場合は、豆腐や納豆は外して、焼き魚や鶏のささ身肉などでタンパク質を補うのがよいでしょう。

ジャムをぬったパンに、砂糖入りのコーヒーという洋風の朝食は、アドレナル・ファティーグの人にとって避けるべきメニューです。この組み合わせは、血糖値を勢いよく上げるだけでなく、血糖値と比例して、コルチゾールの濃度も急に上げてしまいます。

そうすると、元気になったと錯覚して、体に鞭打つようにして活動し、時間が経つと再びグッタリとした疲れに襲われてしまいます。

カフェや会社のデスクで菓子パンとカフェラテのような朝食を取っている人

は、それを改善するだけでも体調がずいぶん違います。

また、朝は食欲がないのでサプリメントだけ摂るというのは、避けたほうがよいでしょう。胃が空っぽのときにサプリメントを摂ると、胃がムカムカしたり、気持ちが悪くなったりと、消化機能が低下したときのような状態になるからです。食べられない人は、後述する間食をバッグに入れて出掛けましょう（115〜116ページ）。

□□■□□ コーヒーはゆるやかに断つ

目覚めの一杯のコーヒーがないと、一日を始める気にならないという人は多いと思います。

ところが、コーヒーはアドレナル・ファティーグの大敵なのです。コーヒーだけでなく、コーラや健康ドリンク類もそうです。

これらに共通して入っているのは、カフェインです。アドレナル・ファティーグの人は、第1章で登場したファンドマネージャーの浩志さんのように、コーヒーやコーラを無性に飲みたくなり、一日に何杯も口にするような〝カフェイン中毒〟であることが非常に多いです。

カフェインは副腎を過剰に刺激して、コルチゾールのレベルを一気に上げてくれるので、活力が一時的に湧き上がります。こうして、カフェインで体に鞭打って、仕事などの活動を行なっているのです。しかし、カフェインが体内で切れるとコルチゾールも下がり、さらにひどい疲れを感じるようになります。

ですから、アドレナル・ファティーグの人はコーヒーを止めたほうがいいのですが、止め方にはコツがあります。一日に飲む回数を少しずつ減らしたり、いつもより薄めのコーヒーを飲むようにしていくのです。

というのは、「今日からコーヒーは一切ダメ」と無理やり止めると、**カフェインの力で出ていたコルチゾールも出なくなってしまうため、ますます疲労感がひどくなってしまう**からです。

コーヒーやコーラを飲まないで過ごすと、頭痛がしたり、体を動かすのが億劫になるという人さえいます。このカフェインの〝禁断症状〟が出ないように、ゆるやかにカフェイン・フリーの生活にシフトしていきましょう。

□□■□□ 小腹が空いたら、梅干しをつまむ

朝、食欲がなく、朝食を十分食べられなかった人は、お昼前にお腹が空いてくることもあると思います。そのようなときは、**血糖値の上がりにくい食べ物を、ちょこっとつまむ**といいと思います。

たとえば、塩分が不足気味の人には、**梅干し**がおすすめです。ただし、原材料名のラベルをチェックして無添加のものを選びましょう。

減塩志向で梅干しも「低塩」のものが主流ですが、それらはカビが生えやすいので必ずといっていいほど、防腐用の添加物が入っています。また、塩抜きする過程で風味も落ちてしまうので、化学調味料や酸味料などの添加物も使っています。

アドレナル・ファティーグの人は、副腎だけではなく肝臓など他の臓器も弱っているケースがあるので、添加物はできるだけ摂らないようにするのが大切です。塩分20％ぐらいの、昔ながらの「しょっぱい」梅干しのほうが、体にはいいのです。

梅干しのほかに、**ピクルス**や**野菜スティック**もいいでしょう。会社勤めの人は、バッグにしのばせて、体が欲したときにそっとつまむようにします。私は**プロテインバー**を仕事の合間に食べています。日本ではまだあまりなじみがないかもしれませんが、タンパク質が豊富で血糖値を急激に上げにくいので、忙しいときにはとても重宝します。最近はオーガニックのプロテインバーが市販されているようです。通販でも買えます。できるだけ質のよいものを選んでください。グルテンフリー（160ページ参照、小麦粉などに含まれる植物性タンパク質のグルテンが含まれていない食品を指す）または小麦が少ないもので、砂糖もあまり入っていないものがよいでしょう。

□□■□□
果物でカリウム不足を補う

アドレナル・ファティーグ治療の第一人者、ウィルソン博士はアドレナル・ファティーグを患っている人は、特に午前中に果物を食べるのを控えるように提唱しています。

その理由は、果物には豊富なカリウムが含まれているからです。カリウムにはナトリウムを排出する作用があるので、果物を食べると必要なナトリウムが排出されてしまうのです。

前述したように、副腎が疲弊すると、ナトリウムやカリウムなどのミネラルのバランスを調整するアルドステロンというホルモンの濃度が下がります。すると、ナトリウムが尿から出ていってしまうので、アドレナル・ファティーグの人は常にナトリウムが不足気味で、気力が湧きません。ただでさえ午前中は力が出ないのに、果物を食べることによって追い打ちを掛けられ、ますますぐったりしてしまうというわけです。

カリウムとナトリウムは天秤のようにバランスを取っている関係なので、ナトリウムが少ないとカリウムが過剰気味になります。ですから、ウィルソン博士はフルーツのカリウムはいらないと説明しています。

しかし、私は**日本人であれば、果物をむしろ好きなときに食べたほうがいい**と考えています。というのは、実際に患者さんを診ていく中で、ナトリウムだけでなく、カリウムも不足している人がかなりいると感じたからです。

厚生労働省は健康増進の観点から、一日200グラム以上の果物を食べることを推奨しています。ところが、日本人が果物を食べる量は年々減少しており、平成23年に実施した調査では平均が110・3グラムです。しかも、この数値はジャムやジュースも入れた量だと言います。目標量の2分の1程度しか、果物を食べていない状況なのです。

現在、すべての年代において、その目標量に達しておらず、中でも20~40代の摂取量が少なく、特に30代は一日平均57・7グラムという低さです。

カリウム不足だと、足がつりやすくなったり、顔面の筋肉がヒクヒクと引きつるようなことが起こりがちです。筋肉痛になりやすく、治りにくくなります。

そのような症状が出た患者さんを診察すると、血液中のカリウムの量が正常値の下限にあることが多いのです。

果物はビタミン、ミネラルだけでなく、食物繊維や糖類の摂取源となります。便秘の解消や疲労回復効果も期待できます。また、果物にはタンパク質分解酵素が含まれているものが多く、肉・魚料理と組み合わせることで、消化を助けるとともに、体内の脂質の酸化を防いでくれるのです。さらに、バイオフラボノイドという多くの果物に含まれる抗酸化物質の摂取は、アドレナル・ファティーグの治療に効果を発揮します。

アドレナル・ファティーグの人は、**午後3～4時ごろ**にコルチゾールの濃度が低下して元気がなくなってしまいます。ですから、**その時間になる前に新鮮な果物を食べて、エネルギーを蓄えておく**のがいいと思います。

特に「これを食べなくてはいけない！」という果物はありません。そのとき旬を迎えた果物が、栄養価も高く、安価なのでおすすめです。

一つ注意するべきことは、同じ果物ばかりをいつも食べないようにしましょう。果物はアレルギーを起こしやすいものが多く、特に子供は好物の果物ばかりを食べる傾向にあるので、親が気づかないうちに慢性フードアレルギーになっているケースが多いのです。季節のいろいろな果物を、バランスよく食べるのがよいでしょう。

□□■□□

ナッツ、お酒、就寝前の軽食に注意する

また、ウィルソン博士は、アドレナル・ファティーグには**ナッツを小まめに食べたり、就寝前に軽食を食べたほうがいい**とも言っています。

確かにこの方法は、消化器官の強靭《きょうじん》な欧米の人には非常に効果的です。しかし、日本で患者さんに接するうち、私たちは**「日本人にとっては、胃腸への**

負担が大きすぎるのでは？」ということに気がつきました。

ナッツを常食すると、使われた油の酸化が心配ですし、また太る原因にもなります。また、ナッツはアレルギーのある人は特に気をつけたい食材です。

就寝前に軽食を食べるのも、消化活動に支障をきたし、健康的とは言えません。栄養は朝、昼、晩の3食から十分摂って、合間にお腹が空いたときは前の項目に挙げたような梅干し、野菜スティック、果物などをちょこっとつまむ。夕食後2～3時間はリラックスして、就寝するというリズムが体にも心地よいはずです。

なお、お酒は「百薬の長」といいますが、副腎機能が低下している人にとっては、毒にもなる飲み物です。特にビールなどの糖質の多いお酒は、血糖値を急激に上げてしまいます。飲む場合は、糖質の多い醸造酒よりも、焼酎などの蒸留酒を薄めて少量、嗜《たしな》む程度にしましょう。

また、油を使った料理を食べながら飲むと、油脂がアルコールの吸収を抑えてくれます。お酒は少しだけ、空腹時は避け食事と一緒に、が基本です。

□□■□□

「眠ること」が一番大切な仕事

副腎が疲れていると、いくら寝ても眠い、つい日中にうつらうつらしてしまう、眠りすぎてしまうという症状が出てきます。しかし、真面目な患者さんは、「寝すぎてしまうと、自分が怠けているようで情けない……」と不安を漏らされることもあります。

そんなとき私たちは、寝すぎることは、けっして悪ではありません！　と伝えています。それは、アドレナル・ファティーグの特効薬が「睡眠」だからです。

勤勉な日本人の性質でしょうか、昼寝や朝寝に対して、〝罪〟の意識を持つ人が非常に多いです。しかし、米国では昼寝を〝パワースリープ〟と呼んだり、**〝睡眠は無料の処方箋《せん》だ〟**と言ったりします。海外ではGoogleなど著名な企業でも疲労回復とストレスの解消に大きな効果があり、仕事の効率を上げるとして、社員に仮眠タイムを認めています。日本でも昼寝休憩を導入したり、福利厚生の一環として、社員が昼休みに仮眠できるスペースを設けるところが増えているそうです（けっして「徹夜で仕事する」ためのスペースではありません）。

寝ることにより、副腎は快方に向かいます。〝副腎のために今日は昼寝をしよう！〟と、前向きな気持ちで休息してもらいたいものです。

□□■□□

メラトニンの分泌を妨《さまた》げない照明に切り替える

睡眠のリズムを調えるためには、部屋の照明にも気を遣ってください。照明一つで、眠りの質がグンと上がります。

日本では、オフィスの照明はほとんどが蛍光灯です。住まいでも蛍光灯で部屋中を明るくする家がまだ多いようです。蛍光灯の照明の中でも、青白い光の「昼光色」は、晴天時の正午の太陽光に匹敵する色温度だそうです。

この色の照明はコンビニなどでよく使われていますが、この光の中にいると、夜でも昼間の太陽光を浴びている状態となってしまいます。明るい光には覚醒作用や自律神経のうち交感神経を興奮させる作用があるので、当然、リラックスはできません。

そうすると、夕食を取った後でもコルチゾールの濃度が低くならない状態がつづきます。眠りを誘発するホルモン、メラトニンの分泌リズムはコルチゾールと相関関係にあるので、メラトニンが出づらくなり、なかなか寝付けなくなってしまうのです。質のいい睡眠を取るようにするには、やはり副交感神経を優位にする必要があります。

そのために、夕方以降に点灯する照明は、寝室だけでなく家族が集まるリビングやダイニングも**暖色系の間接照明**にしたほうがいいでしょう。光源を直接見せるのではなく、天井面や壁面に光を当て間接的に空間を照らすと、光が柔

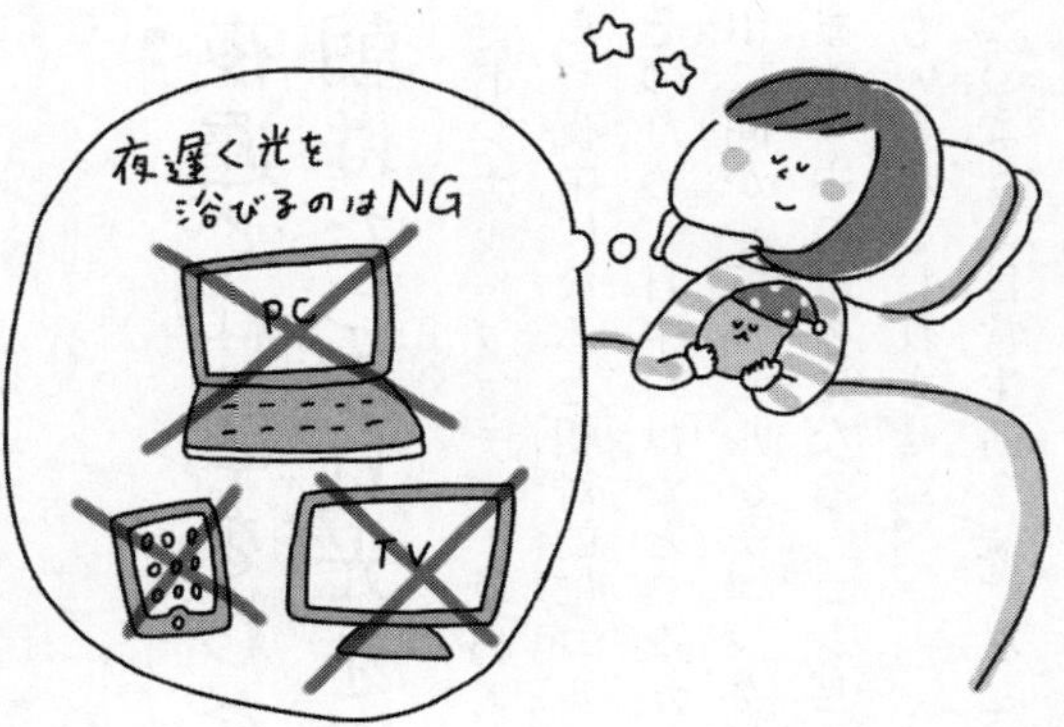

らかくなります。わが家では、ダウンライトだけにしています。

蛍光灯でもオレンジ系の電球色のものや、光の明るさや種類を調整できる照明もあるので、切り替えてみてはいかがでしょうか。

また、夜遅くまでテレビ、パソコン、スマートフォンなどの画面を見続けて光を浴びていると、明らかにぐっすりと眠ることができなくなります。スマホをベッドにまで持ち込んで見るなど、もってのほかです。深夜番組や夜のネットサーフィンも楽しいですが、疲れているときにはぐっと我慢して、リラックスを心がけましょう。

□□■□□

夜遅く仕事をしない、朝はたっぷり光を浴びる

アドレナル・ファティーグの人には、「夜型」が多い傾向にあります。なぜなら、夜中になると相対的にコルチゾールの量が増えて、覚醒するからです。

そのため、日中、はかどらなかった仕事をついやり始めたり、パソコンやスマホに向かってメールをチェックしたり、延々とチャットを続けたりする人がいます。中には夜になるとコンビニに通ってしまうという〝コンビニ中毒〟の人もいるかもしれません。

このような日常生活を続けると、副腎はさらに痛めつけられてしまいます。夜、明るい光の中にいる習慣で昼夜逆転の生活にもなりかねません。頭が冴え

てきたように感じても、パソコンに向かうのは諦めてください。多くの人は夜11時ごろに元気が復活するので、遅くともその30分から1時間前にはベッドに入ることです。

眠りを誘うために、ホテルのように遮光カーテンにして室内を暗闇にしましょう。瞼《まぶた》はとても薄い皮膚なので、目をつぶっていても屋外の光を感じてしまうからです。

逆に朝は気持ちよく目覚めるために、窓から差し込む太陽の光を浴びて、光をたっぷり感じましょう。天気の悪い日や冬場は、明るい蛍光灯の力を借りるとよいです。朝一番で強い光を浴びることによって、コルチゾールのサーカディアン・リズムが整っていくのです。

□□■□□

早朝に目覚めてしまう理由は肝臓?

患者さんから、「やっと眠れても、早朝に目が覚めてしまう」という相談をよく受けます。前夜の就寝時間が遅くても、決まってその時間に目が覚めてしまうので、疲れて少しでも眠りたいと思っている患者さんにはストレスとなることもあります。

起床時間が早くなってしまう理由はいくつかあるのですが、**体内に毒素が溜まっていると、朝3時から4時ごろに目が覚めてしまいがち**です。Liver Stress（肝臓のストレス）と言われています。

この症状が出た患者さんには、肝臓に負担がかかるようなアルコール（寝るためのアルコールも含めて）や、空気の悪いところ、殺虫剤の多用、薬に頼りすぎる生活、添加物の多い外食などを避けるように伝えています。

また、肝臓に溜まった毒素の解毒を進めるために、お風呂に**「エプソムソルト」**を入れて入浴することをお勧めしています。

「ソルト」という名前ですが、塩ではなく、硫酸マグネシウムです。ヨーロッパでは長年入浴剤として愛用されてきました。日本では大きな薬局や、自然派化粧品店、インターネット通販などで入手できます。解毒作用があるため、その日、体内に取り込んだ有害な物質をオフするために、たとえば交通量の多いところを歩いた日や、仕事や家事で消毒剤を多用した日などには、エプソムソルトを入れたお風呂にのんびりつかることを勧めています。発汗作用、リラックス作用もあります。

なお、肝臓に溜まった毒素の排出は、アドレナル・ファティーグの治療にはたいへん重要なことです。このことについては139ページから詳述します。

□□■□□

悪夢を見たら、ビタミンB欠乏

悪夢を見たら、ビタミンBが欠乏している証拠です。

「えっ！ 栄養不足で悪夢を見ることがあるの？」と、びっくりされる方も多いのではないでしょうか。

ストレスを受けているときには、副腎でビタミンB群を必要とする量が増えます。ビタミンB群は体内でさまざまなホルモンや酵素の産生に関わるため、結果、さまざまな不調を惹き起こします。特にビタミンB_3、B_6は精神を安定させるホルモン、セロトニンの産生に関わり、さらにB_6は浅い眠りであるレム睡眠を起こすために必要です。人はレム睡眠と、深い眠りであるノンレム睡眠を繰り返すことで体と脳が休まり、記憶が整理され、疲労やストレスから回復することができます。このため、熟睡した感じがありません。「ストレスが多いときほど悪夢を見る」のには、こういった理由もあるのです。

悪夢を見てしまった翌日には、しっかりビタミンB群を補給すると、よい眠りが得られます。

［ストレスマネージメント］

ストレスの原因を突き止める

ホルモンの分泌リズムに沿って、体がラクになるための一日の流れを辿《たど》ってきました。次のステップでは、副腎の大敵、ストレスとどう向き合うかをお話

ストレスマネジメントチェックリスト

一枚の紙を用意して、ストレスと感じる事柄を思いつくままに書き出してみましょう。

形式は自由です。この紙に直接書き込んでもかまいませんし、足りない場合はノートやチラシの裏などに自由に書きましょう。

【人間関係】一緒に過ごしたり、同じ空間にいると、憤りを感じるような特別な人

【仕　事】不満を感じていること

【環境面】気になること

【健康面】疲労感のほかに、気になること、不快なこと

【その他】精神的・肉体的に負担を感じていること

ししていきます。

あなたやあなたの大切な人にとって、ストレスになるものはいったい何なのか。ストレスの原因を探っていくことは、回復に向けてのとても大事なプロセスとなります。

まず、一枚の紙を用意して、ストレスと感じる事柄を思いつくままに書き出してみましょう。これは、日常生活で、あなたからエネルギーを奪ってしまう原因を突き止めていく作業です。人間関係、仕事、日常環境、健康面など、カテゴリー分けして、そこに書き入れていくのでもよいでしょう。

●人間関係なら、会社の上司、同僚、取引先の人、配偶者、子供、親、義理の家族、同じマンションの住人、友人……。一緒に過ごしたり、同じ空間にいると、憤《いきどお》りを感じるような特別な人がいますか。

●仕事では、労働時間、仕事量、仕事の質、賃金など、不満を感じていることはありませんか。

●環境面では、職場や住まいの騒音、空気の汚れ、臭い、湿気など、気になることはありませんか。

●健康面では、疲労感のほかに、婦人科系の不調、歯痛、アレルギー、肩こり、腰痛、気持ちの落ち込みなどがありませんか。

●ほかにも、家族の介護や家事、家の中がなかなか片づかない、住宅ローンや借金の返済、子供の教育問題、リストラ、親しい人との死別など、負担を感じていることはありませんか。

さまざまなストレスの原因があるはずです。とにかく、自分が気に入らないことをリストにしてみるのです。

□□■□□

「頑張らない」勇気を持つ

さて、どのぐらいのストレス源がリストアップされたでしょうか。その数の多さに、あなた自身が驚いているかもしれません。

その中で、今のあなたにとって、もっとも重荷となっているストレスに丸印をつけてみましょう。説明したように、ストレスはその強さ、量、期間が絡み合い、蓄積されていき、体の不調を惹き起こします。最大のストレス源から脱出できれば、その他のものは徐々に解決していけるのです。

次は、そのストレスの原因にどう対処していくかです。ウィルソン博士は、つらい状況にあっても自分自身でできることが三つあると言います。

①状況を変えることができる。
②状況に合わせて、自分を変えることができる。
③状況から離れることができる。

つまり、ストレスの原因をほったらかしにするのではなく、行動を起こしてほしいということです。ぐったりと疲れているのに、そんな気力は起きないという人も多いと思います。それならば、家族、友人、仕事仲間などに、自分はこうしたいということをまず伝えてください。

アドレナル・ファティーグに陥る人は、自分はこうあるべきという考え方をしがちです。“Have to”ではなく、“Want to”に切り替えてみるのです。

そのために、周囲のいろんな人たちの助けをできるかぎり借りてください。自分ができないことは、できないと宣言し、一人で抱え込まないことです。これが状況を変え、自分を変えることにつながります。

何か頼まれても気が進まないときは、〝ノー〟と言えるようにしてみましょう。いやな状況には近づかない、ストレス源からは逃げる。「頑張らない」勇気がいいのです。

□□■□□

「リフレーミング」で物事のとらえ方を変える

喉《のど》が渇いているとき、目の前にあるコップの中に半分の水が入っているとします。そのとき、「水が半分しかない」と思うか、「半分もある」と思うか。それによって、気持ちもだいぶ変わってくると思いませんか。

ストレスに弱い人は概して、「半分しかない」と感じるようです。自分に自信がなく過小評価しがちで、しかも自分自身をつらいと思わせる方向に追い込んでしまう。このような性質が、物事を否定的にとらえることにつながってしまうのです。

内面のストレスを軽くするには、物事を別の角度から眺めてみると気持ちがラクになることがあります。違う枠組みで物事をとらえることを**「リフレーミング」**と言います。

たとえば、理不尽なことばかりを要求する上司がいるとしましょう。いつもなら不満を感じますが、「こんな言い方をするとモチベーションが下がるな。自分が上司になったときは、気をつけよう」と、リフレーミングで不満を気づきに変えることができます。

クリニックの患者さんで、体に悪いとわかっていても甘いものをやめられないという女性がいました。帰宅途中にあるコンビニで、いつものスイーツを買って帰るのが日課のようになっているというのです。「太るし、添加物もいっぱい。食べちゃいけない」と思っていても、ついコンビニに立ち寄り、食べた後に後悔する毎日だそうです。

その女性には、「明日からは、一駅手前で降りて、お気に入りのコンビニの前を通らずに帰宅してみてはどうですか」とアドバイスしました。日常の習慣や癖というのは、なかなか一筋縄では抜け出せないものです。そういうときは自分の意志にフォーカスするのをやめ、誘惑されるものがない環境に自分を置いてみるのも一案です。

その女性は、一駅手前で下車することをしばらく続けているうちに、スイーツのことはすっかり頭から離れ、歩くことが運動にもなり、一石二鳥だったそうです。

□□■□□

リラクゼーション効果の高い趣味を持つ

アドレナル・ファティーグの人は、リラックスできる時間がなかなかありません。リラックスできる術を身につけると、ストレスから少しでも解放され、副腎の元気を取り戻すことにつながります。

ここでいうリラックスとは、家族や友人と楽しい時間を過ごすというような、精神的なことではありません。生理的な反応を示す「リラクゼーション」です。

ハーバード大学のある心臓専門医が、瞑想《めいそう》中に起こる体の生理反応について研究をしたことがあります。それによると、深い呼吸を繰り返し、瞑想しているときは、交感神経よりも副交感神経が優位になり、呼吸の回数、心拍数、酸素の消費が低下したそうです。さらに、筋肉が弛緩《しかん》し、脳からα波が発生し、血圧が下がる傾向が見られました。

これらの生理反応は、副腎へのストレスによる刺激が弱まり、副腎自体を養うことになります。

日本では、ヨガ教室も人気ですし、座禅、ストレッチ、アロマテラピー、リフレクソロジーなど、リラクゼーション効果の高い体験をできる場所がいろいろあります。自分にとって一番気持ちがいいと感じるリラクゼーション法を探してみてください。

また、手芸、陶芸、茶道、合気道など、時間を忘れて無心になれる趣味を持つのもおすすめです。

スポーツはストレス発散によいのですが、つらいアドレナル・ファティーグの症状が現れているときは、体を思い切り動かす気分にはなれないと思います。有酸素運動は、**無理せず副腎の機能がある程度回復してからのほうがよい**でしょう。

［体から〝毒素〟を排出する］

ほとんどの人から重金属が検出される

「現代人で、体内から有害な重金属が検出されない人は、ほとんどいない」と言うと、読者のみなさんも驚くと思います。現代の環境では、普通に生活していても、食べ物や大気汚染、住環境から重金属が体内に入り込み、〝毒素〟として蓄積されていくのです。

体内に溜まった重金属は酸化して、体の内部のあちこちで炎症を惹き起こします。その結果、疲労感、アレルギー、肌荒れ、むくみ、頭痛、筋肉や関節の痛み、しびれなど、さまざまな不調が現れてきます。

重金属は副腎にとっても大敵です。炎症を起こした際に、副腎は強力な抗炎症物質でもあるコルチゾールを、必死に分泌して対応します。体内の重金属は副腎を必要以上に働かせ、疲弊させてしまうからです。

重金属の中で、たとえば水銀の場合、マグロなど大型の魚介類を好んで食べている人は、たいていの場合、体に蓄積されています。小魚や中型の魚を餌《えさ》にする、食物連鎖の上位に位置する大型魚は、生物濃縮といって環境汚染物質を体内に取り込みやすいのです。

大型魚は水銀だけでなく、ダイオキシンの濃度も高いことがわかっています。魚好きの日本人にとってショックなことですが、**人は水銀やダイオキシン**

の約85%を魚介類から取り込んでいるそうです。

余談ですが、私自身、以前はマグロが大好きで、目玉の脂まで食べてしまうほどでした（有害物質は脂肪に蓄積されやすい）。妊娠・出産を意識してからは、子供を出産するだいぶ前から大型魚を口にしないようにしていましたが、それにもかかわらず、子供にまで蓄積されていることがわかったときは、さすがに落ち込んでしまいました。

私のような医療従事者は数々のワクチンを接種することが義務づけられており、その中に防腐剤として水銀が入っているものもありました。おそらく、そのような環境も影響したのだと思います。

また、水銀は虫歯治療の詰め物からも体内に取り込まれることがあります。ほかにも、喫煙や排気ガスなどからはカドミウム、アルミ鍋やアルミホイル、歯磨き粉や胃腸薬、パンやお菓子のベーキングパウダーなどからはアルミニウム、またヘアダイ（染髪）、古い水道管からは鉛と、日常のさまざまな場面で重金属が体に入ってくる可能性があるのです。

□□■□□

毒素を排出するのが、改善のポイント

体の中に取り込まれる〝毒素〟は、重金属だけではありません。インスタント食品などの加工食品、テイクアウトの弁当や総菜、スナック菓子、外食などから摂る食品添加物、野菜や果物の残留農薬など、食品に含まれる化学物質……。建築資材から出るホルムアルデヒドやペンキなど、シックハウス症候群の原因となる化学物質、ドライクリーニングの残留溶剤……。普段から気をつけていないと、それらを知らず知らずのうちに口にしたり、吸い込んだりしてしまいます。

人の体は有害物質が入っても、ある程度なら自分の力で排出することができます。前述したように60~80%は便から、20%が尿から、そのほかは汗や髪の毛、爪の中に出ていきます。体内の取り込まれた重金属を調べるために、毛髪検査をするのはこのためです。

アドレナル・ファティーグの治療で重点をおいているのは、これらの〝毒素〟をまず体に溜めないようにし、蓄積された〝毒素〟をスムースに体外に出すことです。副腎機能を改善するために、いくら必要な栄養素を取り入れたとしても、体内の畑が荒れていれば、健康という花は咲きません。

プロバイオティクスで腸内バランスを整える

ところが、アドレナル・ファティーグの人は、体の自浄作用、解毒機能が弱いことが圧倒的に多いのです。

たとえば、**便秘は典型的なアドレナル・ファティーグ症状の一つです。**「たかが便秘」と軽視しがちですが、便を規則的に排出できないと、腸内に毒素が常に溜まっている状態になります。そのため、腸内の環境が悪くなるのです。

便秘を解消しようと食物繊維をたっぷり摂ると、お腹がパンパンに張ってしまう。そこで下剤を飲むと、今度は下痢が続いてしまう。こんなふうに消化器官の機能が低下しているケースがよく見受けられます。

便通をよくするためには、まず腸内の環境をよくしてあげることが基本です。そのためには、腸の中の善玉菌を増やす必要があります。

腸に棲む細菌には、体にいい働きをする善玉菌と、腐敗を進める悪玉菌があると耳にしたことがあるでしょう。

通常、健康な人の腸には100種以上、全部で100兆個以上の細菌が生息し、善玉菌が優勢で悪玉菌が劣勢の、絶妙なバランスを取っています。私たちの細胞60兆個よりも多いといわれているのです。腸の中は、腸内細菌がびっしりと敷き詰められた花畑のような状態なのです。

しかし、今まで説明した〝毒素〟やストレス、偏った食生活、抗生物質の常飲などによって、そのバランスが崩れると悪玉菌が優勢になり、善玉菌の花畑が枯れて腸内環境が悪くなります。

そのようなときは、お腹の腸内細菌のバランスを整え、腸内の異常状態を改善してくれる乳酸菌を積極的に摂るのが効果的です。ちなみに、乳酸菌に代表される、腸内環境を整え、健康に良い影響を与えてくれる生きた微生物のことをプロバイオティクスと言います。プロバイオティクスは解毒機能を高めるのにたいへん活躍してくれるのです。

ただし、アドレナル・ファティーグの人には、ヨーグルトなどの乳製品から乳酸菌を摂るのは副腎にとってよくありません。漬物、味噌などの発酵食品に含まれる植物性乳酸菌や、サプリで補うのがよいでしょう。

□□■□□

解毒の要は「腸」と「肝臓」！

体の解毒作用を高めるためには、肝臓がきちんと働くようにサポートすることも大事です。〝腸サポート〟と〝肝臓《リバー》サポート〟が、体内の毒素を排出する要です。

肝臓はお酒を飲んだあと、アルコールを分解してくれる臓器ということはご存じですね。それだけでなく、肝臓は解毒作用をはじめ、代謝、排出、体液の恒常性の維持など、実に多様な機能を持ち、体内環境の維持に非常に大きな役割を果たしているのです。

体の中で一番大きい臓器である肝臓は、「沈黙の臓器」と呼ばれ、よほどのことがない限り音を上げない我慢強い器官です。ところが、表面上はポーカーフェイスでも、中ではたいへんなことが起こっているケースがあるのです。

というのは、肝臓は解毒作用を働かせるときに、ある一定の量しか仕事をしないからです。そのキャパシティを超えてしまうと、本来なら肝臓で解毒されなければならないもの、つまり、体に必要のないものが、肝臓を通過せずに体内の別の場所で悪さを始めてしまいます。

ちょうど、高速道路の入り口＝肝臓の入り口で解毒の順番待ちをしていたけれど、大渋滞でなかなか自分の番がこないので別のルートを走って毒をまき散らす、というようなイメージでしょうか。

□□■□□

解毒されない女性ホルモンで乳がんに⁉

この例は、女性の場合、女性ホルモンと乳がん、子宮がんの関連性に当てはめることができます。女性ホルモンのエストロゲンは代謝される過程で不必要な代謝物が発生し、本来なら肝臓でこの代謝物が解毒されます。

ところが、**肝臓が他の解毒で手一杯なとき、このエストロゲン代謝物が体内に残り、乳がんや子宮がんのリスクを高めてしまう**ことがわかっています。これは、ホルモン補充療法で人工的な女性ホルモンを体内に取り込んだケースだけでなく、自分の体内で分泌された女性ホルモンでも起こる可能性があります。

このように〝解毒工場〟である肝臓の処理能力が衰えていると、がんのリスクさえ高まる危険性があるのです。ですから、肝臓の負担を少なくするために、お酒、添加物、農薬、不要な抗生物質などの〝毒素〟をできるだけ体内に入れないようにすること、体内に入れてしまった日には128ページで紹介した「エプソムソルト」を入れたお風呂につかってゆっくりすること、そして肝臓をサポートする食べ物を摂ることが大切なのです。

肝臓をサポートする食べ物には、薬味やハーブ類があります。これについては次の「食事編」で詳述します（174ページ）。

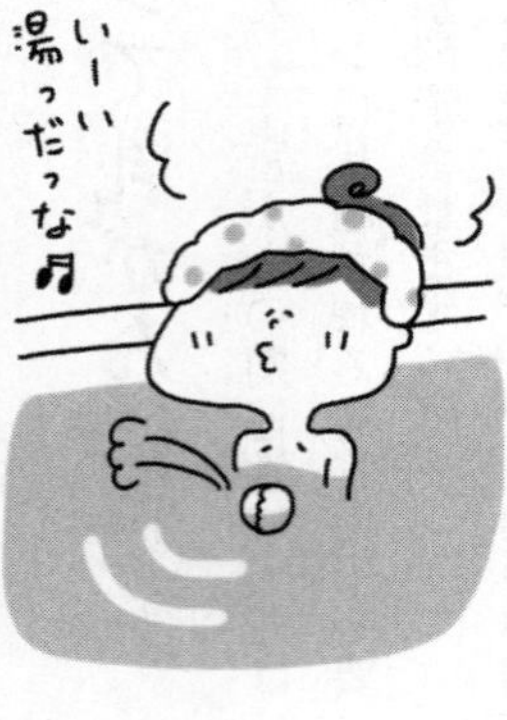

第4章

副腎を養って、健康に生まれ変わる方法

——食事編

□□□■□

食べることは生きること

“You are what you eat.”――「あなたは、あなたが食べたものからできている」。

これは座右の銘というと大げさかもしれませんが、私がいつも心に留めている言葉です。“食べることは生きること”なのです。

副腎についても、「何を食べるか」によって、その健康度が高まることもあれば、ますます疲弊することもあるのです。副腎がストレスに晒されると、エネルギー源として必要な栄養素は通常の何倍にもなります。

副腎疲労（アドレナル・ファティーグ）を患っている状態のときは、細胞は体に貯蔵された栄養素を使い果たしてしまい、常に新たな栄養素を必要としています。**必要な栄養素が豊富な、体にいい食べ物を摂ることは、副腎を養う基盤です。**

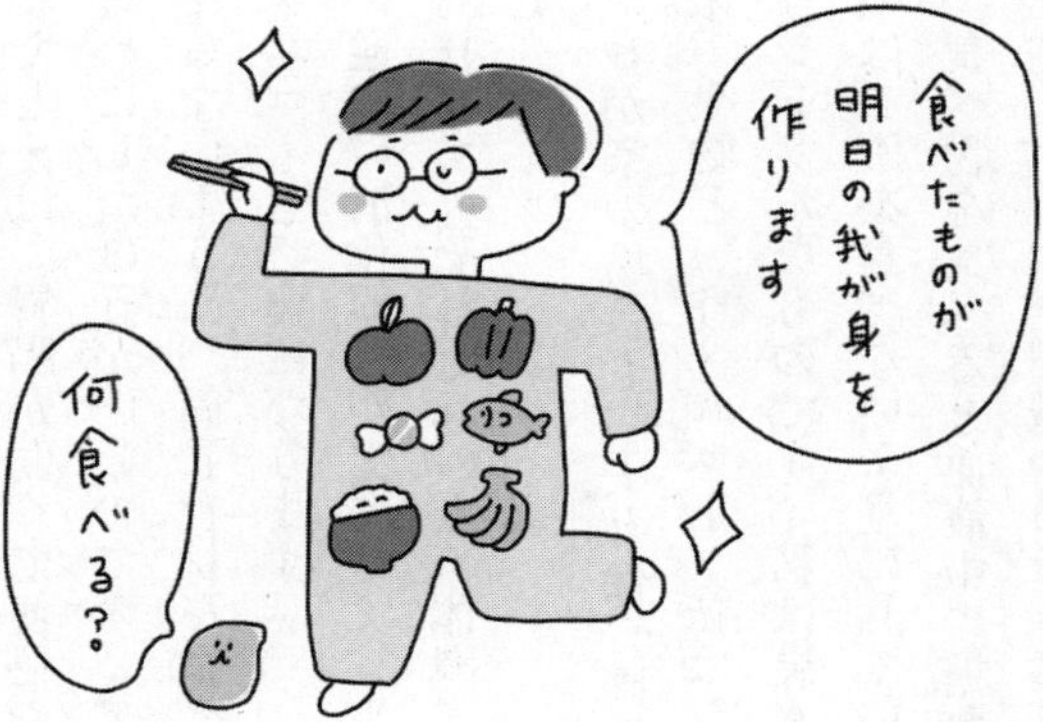
食べたものが
明日の我が身を
作ります
何食べる？

副腎を養う食とは、簡単に言うと、

①朝、昼、晩の食事ごとに、タンパク質、炭水化物、脂肪という3大栄養素をきちんと摂れること

②ビタミンたっぷりの野菜、特に抗酸化作用が働くフィトケミカルという物質が豊富な緑黄色野菜を多めに食べること

です。ただし、**すべての人に当てはまる正解の食べ物はない**ということも知っておいてください。厚生労働省は3大栄養素をどのような比率で摂るのがよいかといった情報を提供していますが、それがピッタリ当てはまる平均

値の人などいません。

たとえば、胃腸が弱くて便秘や下痢を繰り返している人は、タンパク質は控えめにしたほうがいいのです。アレルギー体質の人は、慢性食物アレルギーにならないように、同じ食材を食べ続けないで、食材のローテーションを組んだメニューも必要になります。

逆に、消化器官が丈夫でアレルギーもない人なら、朝から肉という選択肢もあります。それぞれの人の体調、器質に合わせた食事を摂ることが大切なのです。

わが家の場合も、夫と保育園児の子供は朝から肉、サラダ、味噌汁、雑穀米、果物というメニュー、私はシラスをのせた冷奴、サラダ、少量の果物というシンプルなものです。私は炭水化物を摂ると低血糖症を起こしやすいので、朝はご飯を食べないようにしています。

食べ物を食べると血液中の糖質（ブドウ糖）の濃度、つまり血糖値が上がります。すると、膵臓からインスリンというホルモンが分泌され、糖質を筋肉や

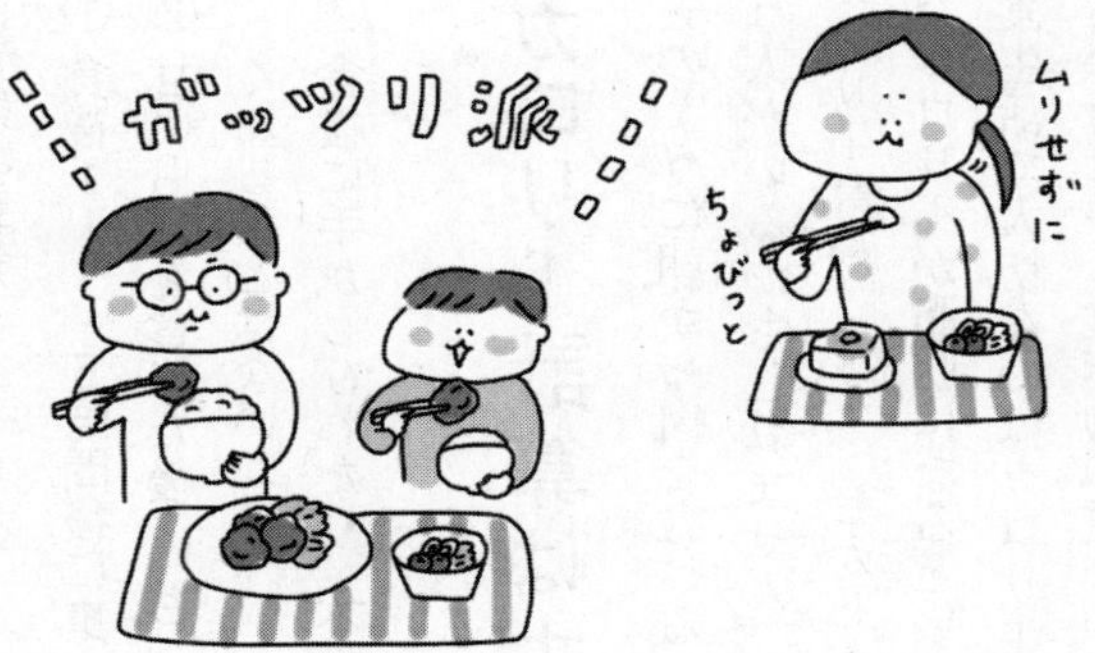

脂肪細胞に取り込みます。このような仕組みで通常の場合は、血糖値が元の状態に戻ります。

ところが、私のように炭水化物を食べると血糖値が早く上昇し、それに対応するためにインスリンが過剰に分泌されてしまう人もいます。この過剰なインスリンが原因となり、今度は血糖値が急に下がり、低血糖症の症状が起こってしまうのです。血糖値が急に上がったり、下がったりするのは、体に大きな負担を強いることになります。

血糖値の上昇しやすい体質かどうかを見分けるには、以下のチェックポイントがあります。

①食後1〜1・5時間後に集中力が低下したり、睡魔に襲われないか?
②甘いものを食べた後、〝もっと食べたい!〟と、食欲がコントロールできなくなることはないか?
③食後に手がしびれたり、不安になったりしないか?

カロリー計算はナンセンス

夫のように朝から肉を食べると、カロリーオーバーで太ってしまうのではと思う人がいるかもしれません。摂取した食品のエネルギーを数値化するのが「カロリー計算」です。しかし人体は、食品のエネルギーを燃焼しきれずあまったカロリーが脂肪になるといった単純な営みではありません。

食生活で大切なのはカロリーという食品のエネルギー量ではなく、「何を食べるか」という食べ物の質なのです。一日の摂取カロリーを気にするのはナンセンセンスで、もっと俯瞰《ふかん》的に、1週間ぐらいのスパンで、バランスよく食べていくほうがいいのです。

海外ではすでに「カロリー計算はナンセンス」という考え方が浸透しています。たとえば日本では、糖尿病予備軍の方には、カロリー計算をして栄養のバランスを考えた食事制限を行なうよう指導されるのが普通ですが、アメリカ糖尿病学会では血糖値を上げやすい炭水化物の摂取量を意識する（Carbohydrate Counting）のが普通です。

□□□■□

〝白い食べ物〟はできるだけ食べない

血糖値をもっとも上げてしまうのは、白砂糖、白く精製された白米、小麦、パスタ、うどん、そうめんなど。アメリカでは〝ホワイトデビル〟——白い悪魔と呼ばれるほどです。精製した砂糖や小麦を使ったケーキ、クッキーなども血糖値を急激に上げます。

穀類でなくても、牛乳をはじめ、チーズなどの乳製品も、アドレナル・ファティーグの人には勧められません。牛乳をコップ一杯飲むと、血糖値の急激な上昇と下降が起こります。また、乳製品のカゼインというタンパク質は、アレルギーの原因にもなります。アドレナル・ファティーグに罹ると花粉症などのアレルギーや便秘がひどくなる傾向があるため、健康のためにヨーグルトを摂っているという人がたくさんいますが、かえって症状を悪化させることもありますので注意が必要です。

一方、玄米、雑穀米、全粒小麦やライ麦のパン、そば、全粒紛パスタなど、〝色のついた〟炭水化物は、血糖値の上がり方がゆるやかです。未精製の茶色い穀類は白い精製された穀類に比べて、デンプン質だけでなく、ビタミンB群、ミネラル、食物繊維も豊富です。

牛乳の代わりとなるのは、ヤギの乳です。そのほうが副腎にはやさしく、アレルギーを起こす可能性が低いのです。地方のスーパーなどでは市販されているところもあるようですが、手に入りにくい場合はネット通販もあります。豆乳も牛乳よりは副腎にいいのですが、大豆アレルギーにならないよう注意が必要です。頻繁に飲むのは避けましょう。

もちろん日本人の主食である白米を、絶対に食べてはいけないというのではありません。日本人なら、ふっくらとツヤよく炊《た》いた白米を無性に食べたくなるのは当然です。白米を食べるときは、まずおかずや味噌汁から箸《はし》をつけ、次にご飯をというように、血糖値が急に上がらない食べ方の工夫をしましょう。できるだけ未精製の穀類を食べるようにして、ときどきは白米という選択をするということです。

このように「何を食べるか」だけでなく、「どのように食べるか」も、副腎を養ううえで、とても重要なポイントです。これは、コルチゾールの分泌リズムに合わせて食べるということにもつながっています（48、104ページ参照）。

□□□■□

「糖質カットダイエット」でPMSが悪化？

「糖質カット（ゼロ）ダイエット」という、炭水化物を食べないようにして糖質を制限すれば、お腹一杯食べても痩《や》せられるという方法がブームになっているようです。

副腎が弱っている人は低血糖症になりやすいので、炭水化物を食べない「糖質カットダイエット」は一見、理にかなっているように見えます。しかし、これには落とし穴があります。

というのは、ひどい生理痛が起こる月経困難症やPMSでも悩んでいる女性は、**炭水化物を完全に除去してしまうと、落ち込みやうつ症状が悪化することがある**からです。炭水化物には精神の安定に関与するホルモン、セロトニンの分泌を助ける働きがあります。炭水化物はセロトニンブースターと呼ばれ、炭水化物の摂取で血糖値が上がることにより、セロトニンの分泌が促される仕組

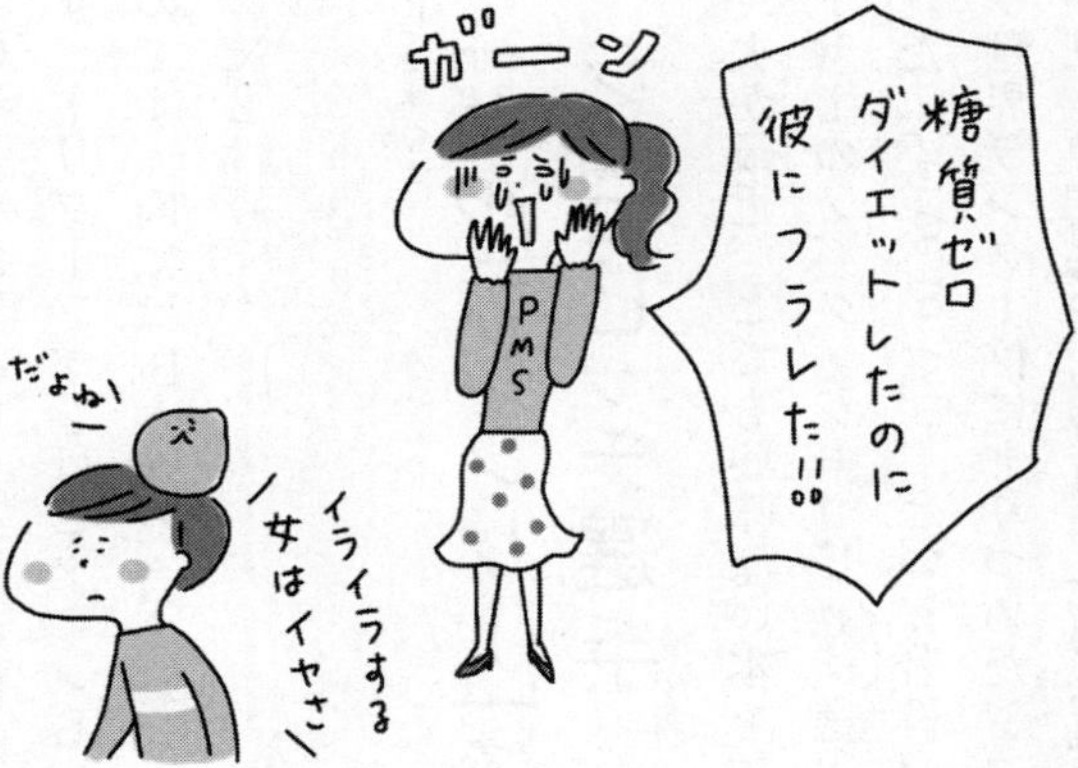
糖質ゼロダイエットしたのに彼にフラレた!!
ガーン
PMS
だよね!
イライラする女はイヤさ

みになっているのです。

ですから、アドレナル・ファティーグでかつ、月経困難症やPMSの女性には、炭水化物を少しずつ減らし、できるかぎり玄米や果物から摂るようにすること。さらにセロトニンの材料となる、トリプトファンというタンパク質が豊富な肉を食べるようにアドバイスしています。PMSの人にはタンパク質があまり食べられないという人も多いので、徐々に実践するようにしてください。

また、PMSを患っている人に特に多いのですが、ビタミンB_6が欠乏しているために、セロトニンを体内で生産できず不足しているケースがあります。トリプトファンはビタミンB_6がないと体内でセロトニンに変化できないのです。肉にはB_6が多く含まれていますが、さらにサプリメントで補うといいでしょう。

□□□■□

「グルテンフリー」で大躍進したジョコビッチ選手

夫が最近、とても興味深い本を読んでいました。それは男子プロテニスプレイヤーのノバク・ジョコビッチ選手が、自ら実践している食事療法について触れた『Serve to Win』という著書です。

世界ランク1位に上りつめたジョコビッチ選手は、自分の躍進が「グルテンフリー」「カゼインフリー」のおかげだと述べています。

「グルテンフリー」とは、小麦粉などに含まれる植物性タンパク質のグルテンを摂取しないという意味で使われています。同じように、「カゼインフリー」は、牛乳やチーズなどに含まれるタンパク質・カゼインを摂取しないことです。

ジョコビッチ選手は小麦と乳製品に対する強い不耐性（遺伝的欠陥などにより、特定の物質や薬剤を代謝する能力が低いこと）があることが検査で判明し、そのような食事療法にしたということです。実際、グルテンやカゼインはアレルギー源となり、腸に炎症を惹き起こすことがあります。

すると、炎症を抑えるために、コルチゾールが過剰に使われることになり、副腎にたいへん負担がかかります。アドレナル・ファティーグの人には、「糖質カットダイエット」よりも、「グルテンフリー」「カゼインフリー」の食事のほうが、断然、理にかなっているのです。

それだけでなく、世界最強となったこのテニス選手の食習慣、生活習慣は、アドレナル・ファティーグの人にまさにうってつけのものでした。

大豆プロテインの濃縮物で作ったシェークを飲み、トーナメント中はアルコールを控え、砂糖はごく少量の摂取にとどめる。カフェインは、試合前に飲むエネルギージェルに入っているもの以外摂らず、飲み物は温かいリコリス茶（甘草のハーブティー）でリラックスする。

睡眠は一日7〜8時間を確保し、瞑想をし、ヨガと太極拳に励む。そのうえ、体内時計の調節をするホルモン、メラトニンのサプリメントを飲んで、睡眠の質を高めていたそうです。

リコリスとは甘草という抗ストレス作用のあるハーブのことで、副腎機能を活性化させることで知られています（摂りすぎると血圧上昇や副腎に負担がかかるので、日本人は多用しないほうがいいでしょう）。ジョコビッチ選手はグルテン断ちをしたことで、スピード、柔軟性、集中力が増したような気がすると書いています。

「グルテンフリー」は、原因不明の病気に苦しんでいたアメリカの人気テレビ番組の司会者、エリザベス・ハッセルベックが自身のグルテンアレルギーに気づき、健康を取り戻すまでの体験を書いた『The G-Free Diet』を出版したことで、海外で一大ブームとなりました。女優のグウィネス・パルトロウ、歌手のレディー・ガガも取り組み、成果を上げているそうです。日本でもミス・ユニバースの食事指導をしているエリカ・アンギャル氏が、この考え方を採り入れています。また、アメリカの医療現場では近年、甲状腺疾患の患者さんには、まず食事からグルテンとカゼインを除去するように指導しています。

□□□■□

小麦グルテンを使った食品を避ける

「グルテンフリー」「カゼインフリー」の食事療法は、パン文化の欧米人よりも、米文化の日本人のほうがずっと取り組みやすいと思います。

小麦は白い炭水化物の中で、一番血糖値を上げやすい食材なのです。朝食にご飯を食べている人に比べて、パンの人は血糖値が明らかに高くなります。繰り返し説明してきたように、血糖値が上がることは体にとってストレスとなるので、コルチゾールを盛んに分泌し、それを一気に消費して副腎に負担をかけてしまいます。

そのうえ、パンにはアルミニウムを使ったベーキングパウダーや、トランス脂肪酸を多く含むショートニングやマーガリンが入っていることも多いのです。また、パンと一緒にコーヒーやミルクを摂ることにより、副腎によくないカフェインやカゼインも体に取り込んでしまいます。

ところで、日本では学校給食で、和食の献立のときもカルシウムの補給という名目で牛乳がセットでついてきますね。私の考えではこれはあまりよくない食習慣だと思います。農耕民族であった日本人は、遺伝的に乳糖不耐症といって、牛乳に含まれる乳糖を分解する能力が弱い人が多く、消化不良を起こしやすいのです。

小麦グルテンは、パン、うどん、そうめん、パスタ、ラーメンなど麺類、ケーキ、クッキー、ドーナツなどの菓子類のほか、カレーやシチューのルーなどの加工食品にもかなりの量が使われています。

小麦粉を使わないほうがいいとなると、料理のレパートリーがかなり乏しくなってしまうと心配する人もいるでしょう。わが家では、小麦の代わりに米粉が活躍しています。パンでも米粉を使った市販品が手に入りやすくなりましたね。

シチューやカレーも米粉を利用して、かなりおいしくできます。わが家の定番カレーは、インド風、タイ風のサラッとしたカレーです。インド風カレーにはクミンなどのスパイスを入れ、タイ風にはココナッツのミルク缶やオイルを活用しています。クミンなどのスパイスやココナッツは疲れた副腎を養ってくれるすぐれた食材です。

□□□■□

副腎を疲れさせる食材

アドレナル・ファティーグの人にとってよくない食べ物として、白い食材

——小麦粉、乳製品、砂糖についてお話ししました。他の避けるべき食べ物を、今まで登場した食材も含め挙げておきますので、参考にしてください。

・チョコレート

第1章でチョコレートを常食にしている女性の例を挙げましたが、**アドレナル・ファティーグの人には、〝チョコ中毒〟の患者さんがかなりいます。**前述したように、チョコレートが無性に食べたくなってしまうのは、**体がマグネシウムを欲しているから**です。

マグネシウムが不足して、女性ホルモンの一つであるプロゲステロン（黄体ホルモン）の分泌が不十分だと、ＰＭＳの症状が惹き起こされます。このため、ＰＭＳを患っている女性はチョコ好きの人が多いのです。

チョコレートにはマグネシウムが豊富に含まれていますが、反面、カフェインやカフェインに似た物質テオブロミンも多く、副腎が過剰に刺激されて、アドレナル・ファティーグをさらに悪化させてしまいます。

マグネシウムは、のり、昆布、ゴマ、干しエビ、煮干し、きな粉などの乾物や納豆に豊富に含まれているので、それらから摂るとよいでしょう。ナッツ類もマグネシウムの多い食品ですが、油が酸化しやすく、アレルギー源にもなりやすいのであまり勧められません。

・カフェイン飲料

コーヒーの害についてはすでに説明しましたが、副腎を刺激するカフェインは紅茶やコーラなどの清涼飲料水にもたいていの場合、入っています。また、清涼飲料水には人工甘味料、酸味料、香料など、多くの食品添加物が含まれています。これらの化学物質も、副腎を消耗させる原因となります。

・加工食品やできあいの惣菜

レトルト食品、冷凍食品、即席麵、ハム、かまぼこなどの練り製品、スナック菓子、ドレッシングや焼肉のタレ、チューブ入りわさび……。いわゆる加工食品には驚くほどの添加物が使われています。スーパーやデパ地下のテイクアウトのお惣菜もそうです。

手軽に利用できると人気のカット野菜は、消毒するために次亜塩素酸ソーダを入れた水で洗い、シャキシャキ感を出すためにpH調整剤という添加物に浸すこともあります。この過程でビタミンなどの栄養素はほとんど残っていません。

忙しい人でも、野菜を切るぐらいは手間を惜しまず、料理をする時間があまりないなら、生野菜をサラダで食べるようにしましょう。小さなレタス、スプラウトなどを手でちぎり、ホテルやレストランを真似《まね》てオリーブオイルや塩、酢をボトルから適当に振るだけでおいしいサラダになります。疲れているときは、きゅうりやプチトマトを洗って、味噌や天然塩をつけて丸かじりするのもいいですね。形にこだわる必要はありません。無理なく続けられることが一番です。

・大型魚、養殖魚

マグロやメカジキのような食物連鎖の上位にある大型魚は、水銀やダイオキシンなどの環境汚染物質を取り込み、体内に蓄積しやすいので要注意です。また、ブリ、マダイ、ウナギなど養殖率の高い魚は、病気を防ぐために抗生物質や抗菌剤の使用が一般的と考えてよいでしょう。魚はできるだけ天然のものを選び、アジ、イワシなどまな板の上にまるごと1匹が載るくらいの大きさのもののほうが安心といえます。

・霜降り肉

日本人は霜降り肉が大好物ですが、この霜降りはどのようにしてできるかご存じですか。日本では、肉牛の雄牛は生後4カ月前後で去勢されます。精巣機能がなくなると、脂肪の多いやわらかい肉になるからです。

また、太らせるために、あまり運動をさせず、牧草ではなく、トウモロコシや大豆カスなどの濃厚な輸入穀物飼料を大量に与えられます。輸入穀物飼料は遺伝子組換え飼料である場合もあるのです。さらに、筋肉内での脂肪細胞の分化・増殖を抑えるビタミンAを人為的に欠乏させることも行なわれています。こうすることで、筋肉の内部まで脂肪が入る〝霜降り〟肉になるわけです。私たちの体の中ではふつう、筋肉と脂肪は分かれていますよね。おいしいですが、自然の摂理から見ると異常な状態の肉で、患者さんには勧めていません。

アメリカ産の牛肉が輸入再開されましたが、成長ホルモン剤が使われている問題があります。抗生物質不使用の豚肉、鶏肉のほうが副腎にはいいのですが、牛肉を食べるならオーストラリア産のオージービーフやニュージーランド産、国産の赤身の肉のほうがよいでしょう。

・硬化油、揚げ物の油

マーガリン、ケーキやパンに使われるショートニング、ファーストフード店の揚げ物用の油などは、水素を添加して化学反応させることで固体状にした硬化油です。この加工油脂には、悪玉コレステロールを増やし、心臓疾患のリスクを高めるトランス脂肪酸が含まれています。

また、揚げ物用に熱した油は酸化するので、体によくありません。硬化油を使用した食品、揚げ物は避けるのが賢明な選択です。

・体にいい油、悪い油

トランス脂肪酸が多く含まれる油や酸化した油は体によくありませんが、良質の油は体にとって必要です。

食べ物から摂った脂肪酸は、体内の細胞壁、神経、細胞膜を作ります。中でも、不飽和脂肪酸の仲間であるリノール酸、α-リノレン酸は、体内で生成できない必須脂肪酸なので、食事から必ず摂る必要があります。必須脂肪酸は副腎の大敵である炎症を減らしたり、皮膚の状態をよくしたり、体内組織の老化を遅らせる働きがあります。このように、料理に使う油の種類や品質が、健康のために重要になってくるのです。

食用油や食べ物に含まれる脂肪酸には、大きく分けると、飽和脂肪酸と不飽和脂肪酸の二つがあり、働きも違います。

飽和脂肪酸は、肉の脂身、バターなどの乳製品の脂肪、パーム油に多く含まれます。エネルギー源や細胞膜の材料となりますが、過剰に摂ると中性脂肪やコレステロールを増やし、肥満や脂質異常症などを惹き起こします。

不飽和脂肪酸は、植物油や魚の脂肪に多く含まれます。やはりエネルギー源や細胞膜の材料となるほか、炎症を起こしたり血液を固めたりといった、体の仕組みに働く生理活性物質の材料となります。

不飽和脂肪酸も摂りすぎは肥満や脂質異常症などの原因となりますが、適量なら余分な中性脂肪やコレステロールを下げるという有効な働きもします。

副腎の元気がない人は、食生活で飽和脂肪酸の油を控えて、不飽和脂肪酸の油を料理に活用するようにしてください。ただし、飽和脂肪酸の中でもココナッツ油は熱による酸化が少ないので、悪くはありません。わが家でも、タイカレーの調理に使ったりしています。

不飽和脂肪酸を多く含む植物油は、家庭でよく使う菜種油や紅花油などで

よい油を摂ろう

			主な脂肪酸	代表的な食品
飽和脂肪酸			酪酸	バター
			ラウリン酸	ヤシ油、ココナッツ油
			ステアリン酸	牛や豚の脂
不飽和脂肪酸	一価不飽和脂肪酸		オレイン酸	オリーブ油、菜種油
	多価不飽和脂肪酸	オメガ6系	リノール酸	紅花油、ひまわり油、コーン油
		オメガ3系	α-リノレン酸	シソ油、エゴマ油、亜麻仁油
			EPA	キンキ、サンマ、マイワシなど
			DHA	サンマ、マグロ、ニジマスなど

す。これらを料理に使うときは、熱による損傷を防ぐために、高温で長時間料理しないのがポイントです。不飽和脂肪酸の中でおすすめなのが、酸化しにくく、オレイン酸が豊富なオリーブ油やごま油です。

健康にいいと人気のオメガ3は、副腎にも脳にもとてもいい脂肪酸です。不飽和脂肪酸のα-リノレン酸、ドコサヘキサエン酸（DHA）に含まれ、魚油、亜麻仁《あまに》油、シソ油に豊富です。ただし、熱に弱く酸化しやすいため、亜麻仁油などは、加熱料理ではなくサラダのドレッシングなどに使うとよいでしょう。

□□□■□

薬味やハーブで〝毒素〟を排出する

副腎を養うには、まず体内に蓄積されている〝毒素〟を肝臓が解毒できるようにサポートする必要があると前述しました。

体に有害なものが溜まっていると体内のあちこちで炎症を惹き起こし、それを収めるためにコルチゾールが過剰に使われ、副腎を疲弊させてしまいます。〝毒素〟という炎症のもとを排除しなければ、副腎も健康にならないわけです。

肝臓の働きを高めてくれるのは、日本人にお馴染《なじ》みの**薬味**です。ネギ、ショウガ、シソ、ミョウガなど、どんどん料理に活用してください。タマネギ、ニンニクや、パセリ、ミント、バジル、パクチーなどのハーブも、肝臓の解毒作用を助けてくれます。

体から悪いものを排出するには、飲み物にも着目したほうがいいでしょう。

カフェインが含まれるコーヒー、紅茶の代わりに、ハーブティー、麦茶、番茶などで喉を潤すようにしましょう。

アドレナル・ファティーグの人には、水を一日2リットルは飲むように推奨しているのですが、水も良質なものを飲むようにすることが大事です。水道水には消毒のための塩素が含まれているため、浄水器を活用したり、ミネラルウォーターをなるべく飲むようにしましょう。

ちなみに、むくむからといってあまり水を飲まないのはよくありません。むくみは水の飲みすぎではなく、水分の代謝（循環）が悪いために起こります。原因としてはデスクワークで座位が長く、そけい部のリンパが滞っていることや、ふくらはぎの運動不足、女性ホルモンのバランスの悪さなどが挙げられます。

□□□■□

旬の野菜、果物を丸ごと食べる

「食事編」の冒頭で触れたフィトケミカルという抗酸化物質は、副腎の健康を取り戻す助けとなります。フィトケミカルの"phyto"は植物、"chemical"は化学成分という意味ですから、植物由来の化学成分ということになります。フィトケミカルは、老化やさまざまな病気の原因となる体内の活性酸素を除去する働きがあります。

タンパク質、炭水化物、脂質、ビタミン、ミネラルといった5大栄養素、第6の栄養素といわれる食物繊維、そしてフィトケミカルは非栄養素ですが、健康に非常に役立つ成分として、第7の〝栄養素〟と呼ばれるようになってきました。

このフィトケミカルは、野菜や果物の色素成分や辛味成分に入っています。

たとえば、お茶などに含まれるカテキンやブルーベリーなどのアントシアニンなどのポリフェノール系、ニンジンやカボチャのカロテン、ほうれん草やブロッコリーのルチン、トマトなどに含まれるリコピンなどのカロチノイド系などが代表的なものです。

ダイコンやわさびなどの辛味成分には、イソチオシアネートという物質が入っています。この辛味成分は、前項で書いたように肝臓や消化管での解毒酵素を活性化する働きがあります。

ポリフェノール系のフィトケミカルは、バイオフラボノイドともいわれ、色素の多い果物の皮に特に豊富に入っています。ですので、有機栽培のマークが入った果物は、丸ごといただくのをおすすめします。

ホールフード（Whole Food）という、皮も根っこも丸ごと食べる「全体食」という考え方があります。農作物も一つの生命体としてバランスが取れているので、そのすべてを余すことなく食べれば、本来の栄養やおいしさを味わえますし、それが健康にもつながるのです。野菜や果物の栄養やフィトケミカルは皮や、皮と実の間にたっぷり含まれていますし、「白米より玄米を」というのも、そういう意味合いもあるのです。

□□□■□

副腎が疲れると、ビタミンBが枯渇状態に

副腎がストレスで疲弊しているときは、**特に体の中のビタミンB群が枯渇状態にあります**。というのは、副腎がストレスに対処するホルモンを生産するときに、ビタミンBがその生産回路の要所、要所で必要になってくるからです。

ビタミンB群には、ビタミンB_1（チアミン）、B_2、ビタミンB_3（ナイアシン）、B_5（パントテン酸）、B_6（ピリドキシン）、B_{12}（コバラミン）、葉酸、ビオチンという8種類のビタミンがあります。B群のビタミンはお互いに協力関係を保ちながら、さまざまな物質の代謝に関わっているため、「ビタミンB群」とひとまとめにされるのです。

少しむずかしい説明になるかもしれませんが、ビタミンBがなぜ重要な必須栄養素なのか、その仕組みをお話ししてみましょう。

副腎は甲状腺とも相関関係があり、副腎の機能が低下すると、甲状腺の働きも悪くなってしまいます。甲状腺もご存じのようにホルモンを生産・分泌する器官です。甲状腺ホルモンは体のエネルギーの生産や代謝に深く関わっており、さまざまな臓器の働きを活発にします。ちょうど車を加速させるアクセルの役割をしているのです。

つまり、

①副腎が機能しなくなると、
②甲状腺ホルモンの分泌が低下する。
③それにより、体のエネルギー工場が働かなくなってしまうのです。

車が走るためにはガソリンがいるように、人間の営みすべてにおいて、エネルギーが必要です。体温を維持し、体を動かし、脳を働かせて考えるときも、眠っているときでさえ、エネルギーがなければ生きていられません。

そのエネルギーの生産工場で働いているのが、ミトコンドリアという細胞の中にある微小な器官です。体のおよそ60兆個ある細胞すべてに存在し、細胞内で呼吸をしながらエネルギーを生産しています。

私たちが肺から吸い込んだ酸素は、血液によって体内の細胞に運ばれます。細胞内のミトコンドリアはその酸素を利用して、食物から摂取された栄養素をクエン酸などの8種類の酸に分解します。この分解過程で燃やすガソリン＝エネルギーが生産されるわけです。

高校の生物学で習ったことを覚えている人もいるでしょうが、このプロセスを「クエン酸回路」といいます。この回路をうまく回していくためには、さまざまな場所でビタミンB群が必要になるのです。

□□□■□

あなたに効くビタミン、ミネラル

ここで、あなたが悩んでいる症状には、どのビタミンB群が欠乏しているかを探っていきましょう。アドレナル・ファティーグを患っている人が不足しがちな主なB群のほかに、やはり欠乏症状の多いミネラルも項目に加えました。

私たちのエネルギーを生み出すクエン酸回路

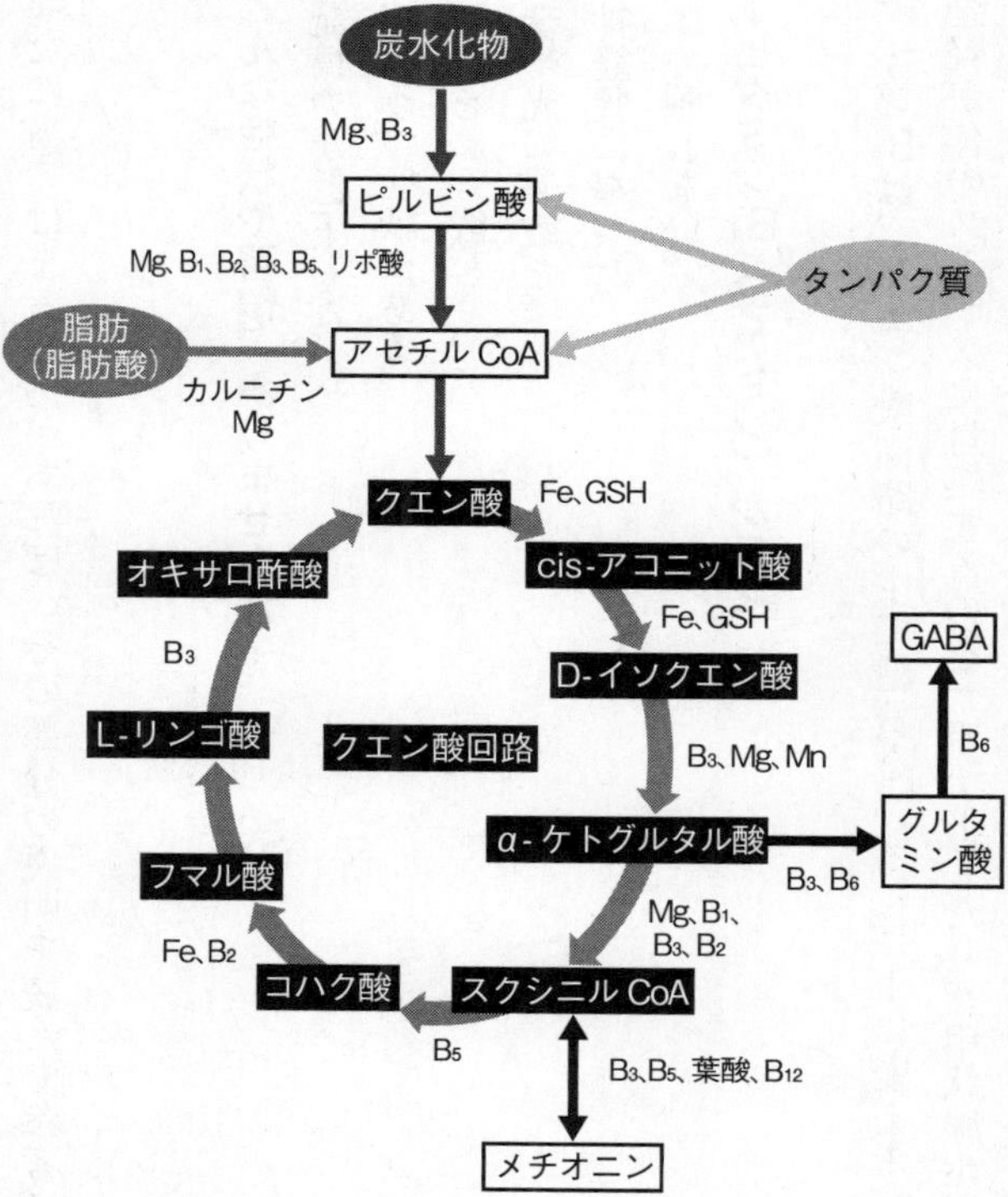

GSH：グルタチオン　Fe：鉄　Mg：マグネシウム　Mn：マンガン

さまざまな場所でビタミンB群が必要になる

あなたに当てはまる症例があれば、その部分の説明を読んで参考にしてください。

1：こんな症状や習慣、ありませんか？

・記憶力が低下した。
・軽いうつ症状がある。
・お酒をよく飲む。
・音や光に過敏だ。
・神経質になった。
・よく眠れない。

↓ビタミンB_1（チアミン）が欠乏

ビタミンB_1は、クエン酸回路の中で糖質をエネルギーに変えるビタミンです。副腎が体のストレスに対処するのをサポートしたり、甲状腺ホルモンの代謝など、さまざまな働きをします。

ビタミンB_1が多く含まれる食品としてまず挙げられるのが、お米などの**穀類**です。精製度が高い白米にはほとんど含まれませんが、胚芽米や玄米には豊富。植物性食品ではナッツ類に、動物性食品では豚肉に多く含まれています。

定食屋さんのランチのような、豚肉の野菜炒め、あるいは生姜《しょうが》焼きとキャベツなどの葉ものの野菜に、玄米、塩分を摂取できる味噌汁やお吸い物に乳酸菌たっぷりの漬物といった組み合わせは、副腎を養生する理想のメニューです。

2：こんな症状や習慣、ありませんか？

・疲労感が常にある。
・アレルギーや湿疹がある。
・便秘に悩んでいる。
・吹き出物や白髪が増えた。
・頭痛がする。

・関節炎や足のつりがある。
・コーヒーをよく飲む。
↓ビタミンB5（パントテン酸）が欠乏

ビタミンB5は、**抗ストレス・ビタミン**とも呼ばれ、ストレスの多い人には欠かすことのできない栄養素です。コルチゾールを副腎がせっせと作るために必要なのが、ビタミンB5なのです。

また、脂質、糖質、タンパク質を代謝し、エネルギーに変える働きや、体の免疫力の維持にも重要な役割があります。

ビタミンB5は別名、パントテン酸と言い、「広くどこにでもある」というギリシャ語に由来します。その名のとおり、さまざまな食べ物のなかに含まれており、腸内細菌によっても合成されます。**特に、どの食材から摂るというよりも、普段の食事をバランスよく摂ることが大事**です。

3：こんな症状や習慣、ありませんか？

・精神が不安定で怒りっぽい。
・不眠がちだ。
・口内炎や口角炎がある。
・煙草を吸う。
・PMSがひどい。
・不妊で悩んでいる。
・喘息持ちである。
・脂漏《しろう》性皮膚炎である。

↓ビタミンB6（ピリドキシン）が不足

ビタミンB6は、タンパク質や脂肪の吸収や免疫システムに必要な栄養素です。化学物質の解毒、胃酸の生産、神経伝達物質の合成にも重要な働きをします。

腸内細菌によって合成されるため、抗生物質や抗うつ剤を長期間服用していると、腸内細菌の育成が妨《さまた》げられるので注意が必要です。また、タンパク質を多く摂る人、妊娠中の女性、ピルを服用中の女性も不足しないように気をつけなければなりません。

ビタミンB_6はニンニク、肉や魚、バナナ、ナッツ類に多く含まれています。

4：こんな症状や習慣、ありませんか？

・風邪を引きやすい。
・すり傷がなかなか治らない。
・脱力感がある。
・舌が荒れる。
・消化不良で下痢になりやすい。
・貧血気味だ。
・手足がしびれる。

・不眠症、または眠りすぎてしまう。

↓葉酸が不足

葉酸はビタミンB_{12}とともに、造血を助け貧血を防ぎます。また、DNAの合成に重要なビタミンで、細胞が新しく作り出されるときに必要です。たとえば、腸の粘膜などは細胞の入れ替わりが激しいため、葉酸不足になると潰瘍《かいよう》になることがあります。

妊娠中の女性は、細胞分裂が活発な胎児を子宮に抱えているので、通常の倍の葉酸が必要となります。他にもホルモンの解毒、〝幸せホルモン〟ドーパミンの代謝にも関わりのあるビタミンです。**飲酒や喫煙は、葉酸の欠乏を惹き起こす要因になります。**

葉酸は、その名前のとおり、ほうれん草、小松菜、パセリなどの、濃い緑色をした葉もの野菜に多く含まれています。そのほか、マッシュルーム、レバーにも豊富です。

5：こんな症状や習慣、ありませんか？

・女性ホルモン（エストロゲン、プロゲステロン）の分泌が低下。
・耳鳴りがする。
・手足にしびれや刺すような痛みがある。
・全身の脱力感がある。
・下痢が続く。
・めまいがする。
・眠気によく襲われる。
・うつ症状がある。

↓ビタミンB_{12}（コバラミン）が不足

ビタミンB_{12}は、**潜在性ビタミン欠乏性貧血**の予防に有効なビタミンです。

潜在性ビタミン欠乏性貧血とは、鉄分不足ではなく、ビタミンB_{12}と葉酸の不足で、赤血球の形成や再生がうまくいかないことによって起こります。この貧血は、全身のだるさやめまい、動悸、息切れが特徴です。ダイエットのために肉抜きをしたり、アルコールの多飲や、胃酸を抑える薬や抗がん剤の使用で起きやすくなります。医療機関でも見逃されがちな貧血です。

ビタミンB_{12}はDNAの合成に不可欠で、タンパク質を合成、修復したり、神経伝達物質の生産にも関わっています。不足すると神経が過敏になったり、憂鬱《ゆううつ》になるといった、神経や精神に関わる症状も起こってきます。

さらに、欠乏によって、コルチゾールの分泌レベルが上昇したり、女性ホルモンの低下という症例も惹き起こします。

ビタミンB_{12}は、シジミ、アサリをはじめとする貝類に豊富です。野菜にはほとんど含まれていませんが、魚、肉類にはまんべんなく含まれているので、偏食をしないでバランスよい食事を摂ることが大事です。

6：こんな症状や習慣、ありませんか？

・アルコールを常飲している。
・過激なスポーツを日常的に行なっている。
・コーヒー、チョコレート、甘い菓子やソフトドリンクをよく摂る。
・イライラして怒りっぽい。
・よく骨折する。骨粗しょう症である。

↓カルシウムが不足

カルシウムはご存じのように骨と歯を作る栄養素です。また、神経の興奮を抑え、気持ちを落ち着かせる、筋肉を収縮して心臓を活動させるなどの働きがあります。慢性的に欠乏すると、骨量が減り、骨折や骨粗しょう症の要因になります。骨質が薄弱になるので、肩こり、腰痛に悩まされる人も多いです。さらに、神経過敏な状態になり、イライラしたり、怒りっぽくなることもあります。

カルシウムが多く含まれる**乳製品は、副腎の回復を妨げる**ので、骨ごと食べる煮干しなどの魚、桜エビなどの殻ごと食べるエビ、ブロッコリー、小松菜、パセリなどの葉もの野菜などから摂るようにしましょう。

カルシウムは過剰摂取すると、尿路結石を起こすこともあるので注意が必要です。また、鉄、亜鉛等、他のミネラルの吸収を妨げるので、一緒に摂らないほうがいいでしょう（しかし、マグネシウムだけは一緒に摂ることを推奨しています）。

7：こんな症状や習慣、ありませんか？

- 不安感につきまとわれる。
- イライラすることが多い。
- 背中や首に痛みがある。
- 歯ぎしりをする。
- 足がつりやすい。

・喘息の症状がある。
・食欲がない。
・気分の落ち込みがある。
・疲労感がある。
・不眠気味である。
・アルコール、コーヒーを常飲している。
・抗生物質をよく飲む。

→マグネシウムが不足

マグネシウムは地味ですがとても大切なミネラルです。体内で300種類以上の酵素の働きを助け、細胞内でエネルギーを生産するのに重要な役割があります。また、神経の興奮を抑えたり、体温や血圧を調整するなど、さまざまな働きをしています。

特に副腎にとっては、ホルモンの代謝経路に必要な酵素とエネルギーの生産に不可欠です。**副腎を養生するのに特効薬となるのが、マグネシウムです。**

慢性的に不足すると、アドレナル・ファティーグの症状がひどくなり、喘息、不整脈などを惹き起こし、虚血性心疾患のリスクも高まります。

マグネシウムは、大豆製品、魚介類、海藻、ナッツ類に多く含まれます。ビタミンB_5（パントテン酸）とビタミンCと連携して作用するので、これらのビタミンが含まれる食材も食べながら、副腎をサポートするとよいでしょう。また、夜の就寝前に摂るとよく吸収されるといわれています。

またわが家では「エプソムソルト（硫酸マグネシウム）」を入浴剤として使っています。肝臓の解毒を助け、また発汗作用もありリラックスできます。

マグネシウムの吸収を妨げるものに、加工食品、清涼飲料水などに含まれるリンがあります。また、アルコール、カフェインも不足を招きます。カルシウムを多く摂るほどマグネシウムの排泄量が増えるため、カルシウムとマグネシウムの摂取バランスは2対1が望ましいとされています。アドレナル・ファティーグの人はマグネシウムが不足しているので、1対1でもいいでしょう。

８：こんな症状、ありませんか？

・爪が割れやすい。
・甘いものが無性に欲しくなる。
・フケが出やすい。
・味覚や嗅覚が鈍くなった。
・ニキビが増えた。
・貧血気味だ。
・肉を食べられなくなってきた。
・性欲が低下した。
・風邪を引きやすい。
・傷が治りにくい。
・イライラしたり、落ち込んだりする。

↓亜鉛が不足

亜鉛は新陳代謝をよくし、免疫力を高め、タンパク質やＤＮＡの合成にも関わる微量ミネラルです。亜鉛を必須成分とする酵素は１００種類近くもあり、骨の発育を促し、傷の回復を早めたり、皮膚の状態や味覚を正常に保つ働きをします。デトックス・ミネラルとしても知られ、有害物質を捕まえて、毒性を抑え、排泄させる誘導役を担います。

また、免疫担当細胞を活性化し、抗酸化作用を示すＳＯＤ（スーパーオキシドディスムターゼ）の構成成分で、**アレルギー症状に効果**を示します。クリニックの外来でも、亜鉛の摂取でアトピーや花粉症が劇的によくなった患者さんがいらっしゃいます。

亜鉛が不足すると、味覚障害などを惹き起こします。生殖機能や免疫機能に影響を与えるため、不妊治療をされている方には必須のミネラルです。食品を加工する過程で失われることが多いので、インスタント食品やファーストフードといった偏った食生活をしている人は要注意です。

亜鉛が多く含まれるベスト食材は、牡蠣です。そのほか、ウナギ、卵黄、大豆食品、豆腐、そば、ゴマ、緑茶、抹茶、ナッツ類、黒米、赤米などもおすすめです。

9：こんな症状や習慣、ありませんか？

・肌のハリがなくなり、シミが増えた。
・歯茎から血が出たり、歯茎が腫れる。
・打撲であざができやすい。
・喫煙している。

↓ビタミンCが不足

シミのもととなるメラニン色素を抑える働きでお馴染みのビタミンCは、副腎にとっても皮質ホルモンの代謝、合成を促進する大切なビタミンです。

副腎が疲れる端緒となるのは、ストレスによりコルチゾールが必要以上に分泌されてしまうこと。このような状態のとき、体内のビタミンCも多く消費されています。強力な抗酸化ビタミンであるビタミンCが、コルチゾールの過剰分泌で体が酸化するのを防いでくれるのです。

ビタミンCは副腎機能の回復だけでなく、免疫力を向上させ風邪や呼吸器の感染症にも有効です。また、コラーゲンの合成、鉄の吸収などの働きもあります。

仕事などでストレスの多い環境にある人、喫煙する人は特にビタミンCの消費が多く、不足しがちになるので十分に摂る必要があります。ビタミンCは短時間で尿から排泄されるので、3食ごとに緑黄色野菜や果物などから、たっぷり摂りましょう。

10：こんな症状や習慣、ありませんか？

- 冷え性である。
- 生理痛がひどい。
- 血圧が高くなった。

・肩こりがある。
・肌にシミが増えた。
・コレステロールが高くなった。

↓ビタミンEが不足

ビタミンEには強い抗酸化作用があり、活性酸素から体を守り、がん、心筋梗塞、脳卒中などの生活習慣病を予防するビタミンです。血行をよくする働きもあるので、冷え性や頭痛、肩こりの改善を促します。

副腎に直接働きかけるビタミンではありませんが、副腎ホルモンが代謝されていく過程で、ビタミンCと連携しながら抗酸化作用を発揮し、スムースに代謝が行なわれるようにします。

ビタミンEはココナッツオイル、ナッツ類、魚卵に豊富に含まれています。加熱すると酸化しやすいので、良質のオイルを使ったドレッシングをサラダなどにかけて食べるといいでしょう。ビタミンEにはトコフェロールとトコトリエノールの2種類があり、ビタミンEを摂るならフルスペクトラム（両方の成分が入ったもの）がおすすめです。

しかし、大量摂取すると血が固まりにくくなるので、サプリメントからの摂取には注意が必要です。

副腎を養うチキンスープ

アドレナル・ファティーグを患っていると、消化機能も低下してしまう人が多くいます。

そのような人は、生野菜や肉をなかなか食べる気になれないし、食べても消化がうまくできません。

たっぷりの野菜やチキンをやわらかく煮込んだスープがおすすめです。

ウィルソン博士が提案したレシピをアレンジした、本間家の定番スープです。

◆材　料◆

鶏のささ身………………適宜
セロリのみじん切り……1カップ
ズッキーニの薄切り……1本分
タマネギのみじん切り…中1個分
トマト……………………1個
ミネラルウォーター……1カップ
パプリカ…………………小さじ1
ローズマリーや
タイムなどのハーブ……適宜
塩…………………………適量

※1カップは250ml換算。

◆作り方◆

①調味料以外の材料をすべて鍋に入れる。

②柔らかくなるまで弱火で煮込み、火を止めて調味料をいれたらできあがり。

◆ポイント◆

この材料を基本に、わが家では長ねぎ、にんじん、大根など、旬の根菜を入れています。豆や豆腐も合いますし、ブロッコリーなど、フィトケミカルが豊富な野菜を加えてもおいしいです。

忙しい人は、このスープを冷凍保存しておきましょう。そのままでも、五香粉を振って中華風、ガラムマサラを振ってカレー風味のスープにしても。スパイスの働きが肝臓の解毒をサポートしてくれます。カレーやリゾットにするのもGood！

第5章

副腎疲労を克服した人たち

■■■■ 不妊治療で疲れ果てる

ここにご紹介するのは、副腎疲労（アドレナル・ファティーグ）を患っていた37歳の女性がどのように回復していったかという道のりです。

不妊治療を続けていた恵《めぐみ》さんは、体外受精を繰り返しても妊娠にいたらず、心身ともに疲れ果てた状態でクリニックを訪れました。

ＩＴ系の会社で営業をしているキャリアウーマンの彼女は、日常のほとんどすべてが仕事、仕事の日々でした。月のほぼ半分は出張という過酷な勤務体制に加え、男性中心のオフィスでは夏場は冷房ガンガン、手足が冷えて体調を崩すこともあったそうです。

29歳で結婚、30代前半ぐらいで赤ちゃんを産みたいと漠然と思っていましたが、責任感の強い恵さんは、今自分が妊娠したら仕事仲間に迷惑がかかると出産を先延ばしにしていたそうです。

気がつけば高齢出産の年齢となり、妊娠を望むようになりましたがなかなか授かりません。そこで夫と話し合い、不妊治療を受けることにしました。

恵さんは忙しい仕事の合間を縫って、不妊治療のために女性ホルモンの投与を受け、体外受精を行なうために採卵し、うまく受精卵が育つと子宮に戻すということを、2年間続けていました。

しかし、毎回、受精卵が子宮の中で着床せず、妊娠反応が現れないという残念な結果に終わっていたのです。ここまでつらい思いをして、本当に子供を産む意味はあるのだろうか。恵さんはそんなふうに、考えるようにもなりました。子供が欲しいという気持ちは変わらないけれど、自分自身がその気持ちに向き合うエネルギーを失ってしまったのです。

□□□□■ ストレスが多いと不妊になる理由

恵さんに一日の過ごし方、食事の内容、睡眠のパターン、ストレスを感じる事柄など、詳しく問診していくと、アドレナル・ファティーグに陥りやすい典型的なライフスタイルでした。

コルチゾールの日内変動、つまり、一日の分泌リズムを調べる唾液検査の結果は、濃度が正常値よりもはるかに低いレベルでした。恵さんにかぎらず、不妊に悩み、治療を受けている女性は、コルチゾールの濃度が底辺ギリギリのかなり低い状態であることがよくあります。

アドレナル・ファティーグと不妊の間には一見、関係がないように思えますが、実は深いつながりがあります。

ストレスフルな生活をしていると、まずストレスに対処するために、さまざまなホルモンの中でもコルチゾールの生産・分泌が優先されます。そのため、妊娠するために必要な女性ホルモンの生産や分泌は後回しにされてしまいます。

不妊に悩む女性は、何かしらのストレスでコルチゾールが盛んに消費されてしまい、副腎が疲弊し、ついにはコルチゾールも女性ホルモンも、正常に分泌

コルチゾールの分泌量とリズム

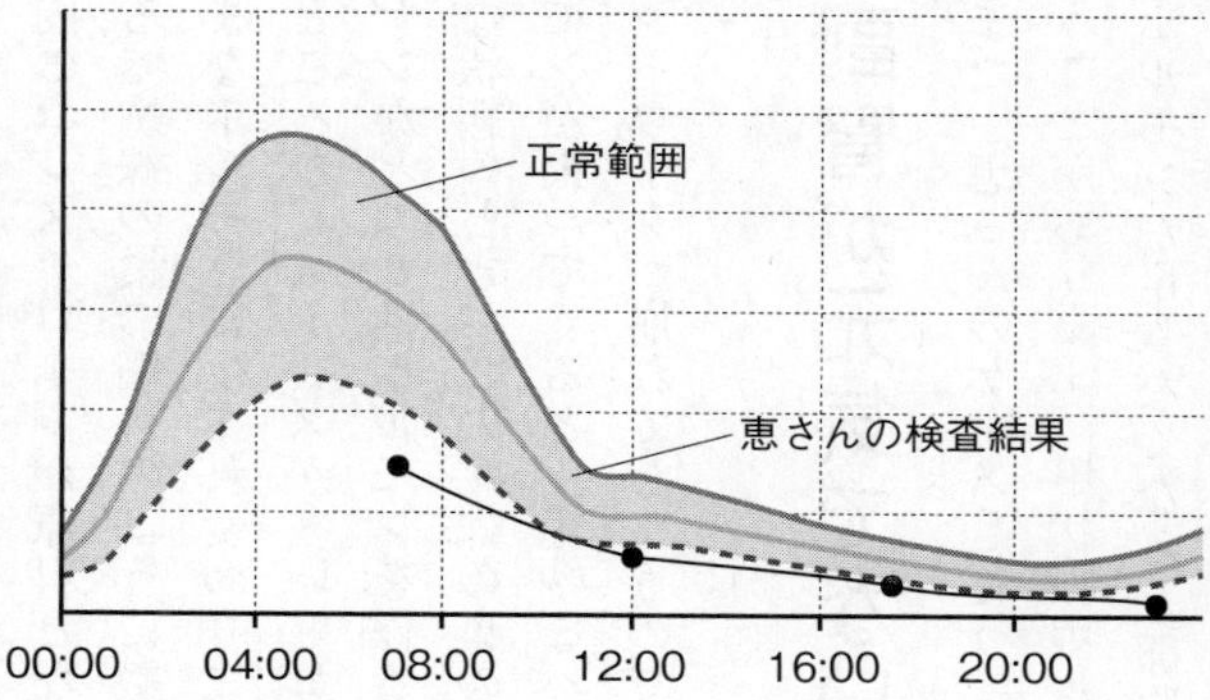

恵さんの検査結果は、正常値を下回っていた

できなくなっていることが多いのです。

恵さんはお仕事もバリバリと楽しんでこなしてきましたが、連日の残業の中で不調であることが普通になり、便秘や重い生理痛にも悩んできたそうです。

また、ストレス源として仕事などのライフスタイルのほかに、不妊治療自体が体に大きな負担になるのは当然です。さらに、人工的に合成した女性ホルモンの投与も、副腎のストレスとなります。

副腎皮質ホルモンや性ホルモンは、

体内のコレステロールが原料となり、合成されて作られます。その合成経路はまるで蜘蛛《くも》の巣の網目のように緻密《ちみつ》に広がっていき、網目の一つひとつがさまざまなホルモンに生まれ変わります。

ところが、ストレスが多いとコルチゾールを作るのが精いっぱいで、エストロゲンなどの女性ホルモンを作る網目の経路が遮断されてしまいます。そのような状態のとき、この蜘蛛の巣の経路を無視して、人工的に投与された女性ホルモンが入ってくると、絶妙なバランスの上で成り立っていたホルモン生産のネットワークが崩れてしまうのです。

□□□□■ 副腎が元気でないと妊娠もむずかしい

また、恵さんのケースもそうですが、不妊治療で甲状腺ホルモンの投与を行なうことがあります。甲状腺ホルモンは卵胞の成長に影響しているので、甲状腺ホルモンが足りなくなると卵胞が成長せずに排卵が起きづらくなるからです。しかし、この人工的なホルモンの投与も、蜘蛛の巣のネットワークをさらに崩してしまうことにもなります。

甲状腺ホルモンは第2章で説明したように、体のエネルギーを生産するためのアクセル役を担っています。副腎が疲弊してコルチゾールの分泌が低下しているときは、甲状腺ホルモンも低下してうまく働いていない状態です。

ところが、甲状腺ホルモンの人工的な〝エネルギー・ドリンク〟を飲んでしまうと、コルチゾールが足りないにもかかわらず、体に鞭打ってエネルギーを生産するように働かせてしまうのです。

本来ならば、副腎を養生しながらゆっくり休んでいなければならない状態なのに、薬を使ってハイテンションになって、疲れ切った体でマラソンをしているようなものなのです。これでは、なかなか妊娠できなくて当然です。

不妊治療の場合も、女性ホルモンや甲状腺ホルモンで操作する以前に、基盤となる副腎の機能をまず整える必要があるのです。

恵さんの治療計画

主な症状

終日の疲労感・エネルギー不足、口内炎、口角炎、頭がボーッとする、集中力の低下、便秘

既往歴・考慮すること	アレルギー
現在、不妊治療中。ホルモン療法を継続して行なってきた	ペニシリン（下痢をする）

検査データから

＊慢性的なストレスによりコルチゾールの産生量が低下していると考えられる

⇒中度アドレナル・ファティーグと考えられる

治療ステップ

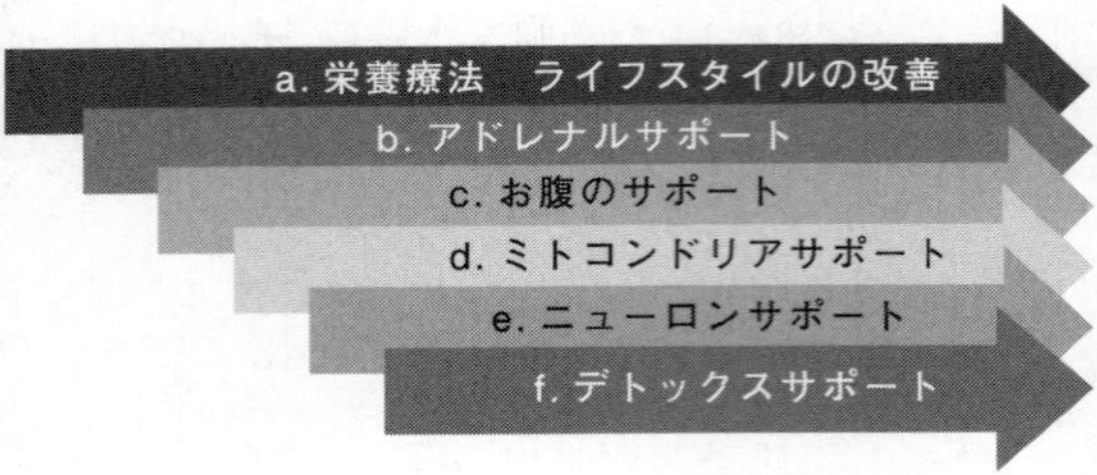

ステップa：栄養療法、ライフスタイルの改善

〈恵さんへのアドバイス〉

・起床時に　コップ1杯の水に塩を一つまみ加える
・グルテンフリー、カゼインフリーの食事を選ぶ
・毎食、タンパク質を（朝食時にも）摂る
・加工食品（ソーセージ、ハム、ねりもの）を避ける
・コーヒー、緑茶などのカフェインを徐々に減らす
・お風呂やスチームサウナなどで汗をかく（毎日20分が望ましい）
・午前中に15分の散歩、午後に15～30分の昼寝を（通勤や昼休みを利用）
・睡眠時間を7～8時間確保する（午後11時までにベッドに入る）
・酸化した油を避け、オメガ3やオメガ9を摂取（173ページ）

ステップb：アドレナル（副腎）サポート

・アドレナルサポートのサプリメントを開始
・ストレスマネージメントの指導

ステップc：お腹のサポート

・お腹のカビ（カンジダ）の除菌
・乳酸菌と亜鉛の摂取

ステップd：ミトコンドリアサポート

・細胞のエネルギー産生工場であるミトコンドリアを助けるビタミンB、α-リポ酸などサプリメントの摂取を考慮

ステップe：ニューロンサポート

・GABAなどを摂取

ステップf：デトックスサポート

・体内の有害な重金属、大気汚染物質の排泄を促す

※治療開始後6～12カ月後に再度検査することをお勧めいたします。

□□□□■ 食生活の改善が第一歩

恵さんは、まず、食生活を改善するところから始めました。

起床したときには、一杯の塩水を飲んで、アドレナル・ファティーグの人が不足しがちなナトリウムを補います。朝食時はあまり食欲がないというので、豆腐の味噌汁や冷奴でタンパク質を摂って、フルーツをいただくさっぱりしたものです。

キャリアウーマンに多いのが、ランチに近くのカフェでパスタやサンドイッチといったメニューを食べること。確かにおしゃれで手軽ですが、これらには小麦グルテンがたっぷり入っていますし、〝エンプティ・カロリー〟——栄養が少なくカロリーだけが多いのです。このような食べ物を摂り続けていると、栄養不足で心身の不調を招くだけではなく、コルチゾールの相対的な不足により、手足は割と細いのにお腹回りがプックリと膨らんでいる体形になりがちです。心当たりのある方も多いのではないでしょうか？

恵さんには、ランチを焼き魚定食や豚の生姜焼きなどの和食に切り替え、小麦粉を使った白い食べ物をできるだけ口にしないように、伝えました。また、毎日でなくてもよいので、白米の代わりに、胚芽米や玄米を食べるように勧めました。

さらに、クリニックでアレルギーチェックをし、小麦だけでなく、卵、牛乳といったアレルギー源になる乳製品は食べるのを控えてもらいました。夕食は豚肉、鶏肉、イワシ、サンマなどの青魚に、不足気味の緑黄色野菜をたっぷり摂ります。

恵さんはこれまでお仕事でほとんど自炊をする時間もなかったため、「忙しくて自信がありません……」とちょっぴり不安げな顔。そこで、材料を切って火にかけるだけの鍋料理や、肉や魚を焼いて、手でちぎったレタスやスプラウト、プチトマトを添えるなど、まずは「タンパク質を摂る」ことを目標に、できるものだけ作って、徐々に慣らしてもらうようにしました。体を治すための食事がストレスになってしまっては本末転倒ですからね。休日にチキンスープ（200ページ）を作り置きして冷凍しておくことも勧めました。時間のない日には好きなスパイスを振るだけで、栄養のある一食になります。

恵さんは、今では圧力鍋などを使って時短料理を楽しんでいるようです。

副腎を刺激するカフェインの入ったコーヒーは、飲む習慣を急に止めてしまうと、体が対応できずに頭痛などの禁断症状のようなものが現れることがあります。恵さんは、午前中は薄めのコーヒーを飲み、午後はコーヒーや緑茶の〝自粛〟を続けました。

□□□□■

サプリメントのサポートが必要な場合も

日本人は胃腸の調子が悪い人がかなりおり、恵さんも慢性便秘に悩んでいました。腸内環境がいいと腸の中でビタミンB群を自ら生産できるのですが、アドレナル・ファティーグの人はほとんどと言っていいほど、お腹の状態がよくありません。毎日排便しているので本人は健康なつもりでも、実はお腹の調子が悪い……という方も多いのです。健康な排便とは、「バナナうんち」が毎日決まった時間に1〜2回（子供は2〜3回）、残便感なく出ることです。

お腹の調子が悪いと、唇が黒ずんでボツボツしたシミができたり、口角炎ができたりします。そういう人は甲状腺機能が低下していたり、ビタミンBが欠乏していたり、便秘のために下剤を乱用しているケースが多いのです。

恵さんの場合は、副腎を養生するのに必須のビタミンB群を、食後にサプリメントを摂取することで補いました。さらに、腸内の善玉菌を増やして腸内細菌のバランスを整えるために、プロバイオティクス（143ページ参照）を豊富に含むカゼインフリーの乳酸菌のサプリメントも摂りました。また、腸内の毒素を排出するために、ハーブティーを飲むように勧めました。

このようにして食生活を改善し、第3章で紹介したような副腎によい生活習慣も取り入れました。さらに、サプリメントでサポートを続けていたところ、3カ月ぐらい経つと、恵さんの体調は少しずつ回復してきました。便秘を解消するために使用していた下剤も、ほとんど必要がなくなったのです。

また、荒れていた肌も、見違えるほどきれいになりました。高い化粧品を使ってお手入れをしてもよくならなかったのに、薄くファンデーションをつけるだけでいい肌に生まれ変わったのです。アレルギー源となる乳製品と小麦を控え、腸内環境をよくした結果です。副腎を整えると、肌にも影響が出るものなのです。

□□□□■

半年後についに赤ちゃんを授かる

恵さんの体に回復の兆しが現れた3カ月目からは、飛行機がすうっと離陸するように順調によくなっていきました。会うたびににこやかな笑顔が増えて、「前は億劫だったのに、ご飯を作るのが楽しくなりました」と、当初の恵さんとは思えないほど、会話も弾みます。

これもよくあることですが、治療が進むと、みなさんとても性格が穏やかになられると感じます。恵さんも治療初期にはイライラしがちで、クリニックの診察室で声を荒らげたこともありました。セロトニンやドーパミンなどのホルモンの分泌は、感情にも影響を及ぼします。安定してホルモンが作られるようになると、心まで穏やかに、ラクになるのです。心持ち一つで、生活の質は格段に向上します。患者さんの笑顔が増えるのは、私たちにとっても嬉《うれ》しいことです。

副腎の機能もだいぶ回復し、コルチゾールのレベルも健康なときの恵さんの水準まで戻ってきました。妊娠するために必要な女性ホルモンの濃度を月2回のペースでチェックして、自力で作れる量が十分でない状態のときは、エストロゲン（卵胞ホルモン）とプロゲステロン（黄体ホルモン）が入った皮膚に塗るクリームを微調整して補充しました。

そして、アドレナル・ファティーグの治療を始めてから、ちょうど半年が経ったとき、恵さんはとうとう赤ちゃんを授かることができたのです。恵さんの妊娠が検査で判明したときは、私も嬉しくて小躍りしてしまったほどでした。

妊娠が続いていると、プロゲステロンもたっぷりの量を自力で作ることができます。コルチゾールのレベルも良好で、本人は「妊娠しているほうが、気持ちも体もラクですね」と嬉しそうに言っていました。

□□□□■

あせらず、あわてず、あきらめず、長いスパンで取り組む

すっかり幸せな妊婦さんになった恵さんですが、治療開始3カ月目に〝離陸〟する以前は、一進一退、一進二退といった日々でした。

医者の指示通りに、食べ物に気をつけているのにいっこうによくならない……。コーヒーを飲まないようにしたら、ますますぐったりして何もやる気が起こらない……。前にもまして発作的に甘いものを食べたくなったり、イライラしつづける……。

このように初期の段階では、状況が後退したり、停滞したりするのは、アドレナル・ファティーグの治療過程で通常起こることなのです。最初の2週間から2カ月は、よくなるどころか、ますます調子が悪くなったと感じる患者さんもいます。気分の落ち込みやイライラ感も増すせいで、攻撃的なメールを送ったり、感情的な態度を取る方もいました。中には、生理がなくなってしまうケースもあります。

特に不妊治療でホルモンを人工的にいじっていたり、抗うつ剤などの向精神薬を服用している人は、回復を実感できるまでには、恵さんのように早くて3カ月、長くて2年、平均すると1年はかかります。

アドレナル・ファティーグの治療は、風邪を治すように単純にはいきません。体内の重金属、腸内環境、ホルモンの問題、ビタミンBの欠乏……、さまざまな原因が絡み合っていることが多いのは、お話ししてきたとおりです。

それらを一つひとつ解決していく際にも、もっとも効果的な治療の順序があります。たとえば、便秘がちだからと食物繊維の多い食事を摂ることは、お腹の調子をまず整えてからでないと、逆に消化器官に負担になってしまうことがありますよね。それと同じです。

ここで再び伝えたいのは、「アドレナル・ファティーグは必ず治る」ということです。あせらず、あわてず、あきらめず、長いスパンで取り組むことが、逆に確実な回復への道なのです。

□□□□■ 不安になったときは、一人で悩まない

アドレナル・ファティーグを患っている患者さんには、自分の不調の原因がわからず、病院を転々としてきた人がかなりの割合でいます。日常生活に支障をきたすほどの慢性的に続く疲労感、うつ的な症状、無力感などを訴えても、検査では異常なしと言われ続けています。

自分はダメ人間だと自己否定し、治療してもまたうまくいかないだろうと失望する。そんな負の連鎖を繰り返してきた人が多いのです。過去の嫌な記憶が

強いほど、脳に刷り込まれ、治療を続けてもなかなかいい結果が現れないと、また今回も失敗に終わるだろうと悲観してしまいます。

夫もそうでしたから、そんな患者さんたちがあのころの私たちのように、不安と失望の淵《ふち》に沈んでいることはよくわかります。

患者さんがそのような状況に陥っているときは、

「過去の経験だけで、あなたは自問自答しているけれど、私たちにはあなたが元気を取り戻した明るい未来がちゃんと見えています。一人で悩まないで、不安なことがあったらいつでも連絡してください」

というようなお話をします。

夫は実際にアドレナル・ファティーグを経験した当事者ですから、悲観している患者さんには、

「僕なんか4～5年かけてやっとよくなったのだから、まだ3カ月足らずで回復しようなんて、ちょっと図々しいんじゃない。僕たちはいつも傍《そば》にいるから、一緒にゆっくり進んで行こうよ」

などと、冗談めかして言ったりしています。

また、小さなゴールを設定するのも有効です。患者さんそれぞれに、「こういうことができるようになりたい」という希望があると思います。たとえば、「仕事に復帰したい」「子供と思う存分遊んでやりたい」「彼氏を作って、休日にデートしたい」など。そこに到達するために、小さな目標を立てていきます。「この日までに仕事に復帰できるようにしましょうか」とか、「春には、友達とおしゃれしてちょっといいレストランに食事に行けるよう頑張りましょう」など、そのゴールに向かって、一歩一歩山登りするように前に進んでいくのです。

小さな目標でもそれが達成できれば、今まで失敗ばかりと思い込んでいた患者さんにとって成功体験となります。その体験は、また次の新たなゴールに向かうモチベーションとなるのではないでしょうか。

私たち、こうして回復しました！

第１章の５人は、副腎疲労からどのように回復していったのでしょうか？
当時のカルテからご紹介します。

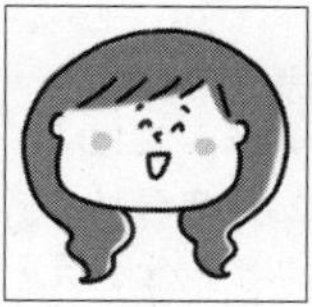

ケース１　清美さんの場合

重症度：軽度

治療のポイント：お腹の改善！

清美さんの治療のポイントは、お腹。お腹の調子の改善なくして、体調の改善はみられません。

まずはクリニックでハーブを用いてお腹のカビを除去。カビの除去の際に殺菌剤を用いると、カビから出る毒素で急激に体調が悪くなることがありますので、ゆるやかに効くハーブを用います。カビの餌になる甘いお菓子、大好きなチョコレートや炭水化物も我慢してもらいました。

カビの除去の後は、乳酸菌の摂取で腸内環境を整え、本書で紹介したような生活習慣の改善を行なってもらいました。清美さんの場合、ＰＭＳがひどかったので、炭水化物はいきなりカットせず、ゆるやかに。昼食も、お弁当や和食に。寝る前にスマホを見るのもやめてもらいました。食事と生活習慣の改善で、３カ月ほどですっかりよくなられました。

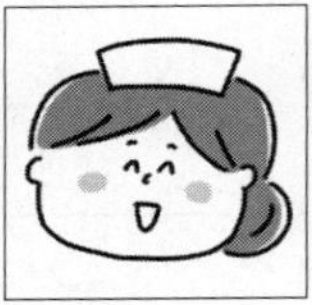

ケース2　美由紀さんの場合

重症度：中〜重症

治療のポイント：できることから始めよう

多くの方がそうなのですが、ストレス＝仕事そのものなので、なかなかストレスをマネージメントしにくいタイプです。いきなり転職！　というのも、疲れ切った状態では難しいことです。今の生活スタイルを変えずに、できる治療を行なっていく方針にしました。

真面目な美由紀さんは、“身体を休ませる”ということに後ろめたさを感じていらっしゃいましたが、大切な治療の一環として、時間があるときにはとにかく寝てもらうことから始めました。

休むこと、サプリメントを用いた副腎のサポートで体が動くようになってくると、気持ちも上向き、前向きに自分と向き合えるようになります。

その状態になってから、生活環境の整備を考えてもらい、自炊などに取り組んでもらいました。

美由紀さんも、３カ月程で体調が上向き始め、1年ほどですっかり元気を取り戻されました。

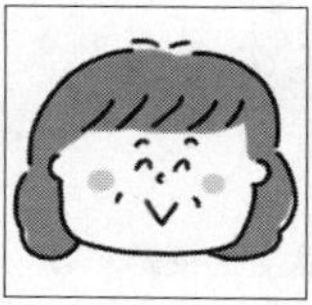

ケース3 礼子さんの場合

重症度：重度

ポイント：ホルモン療法も補助的に使って

更年期の方の場合は、時にバイオアイデンティカルホルモン（人工ホルモン製剤とは違い、人体が作り出すホルモンと構造式がまったく同一のホルモン）を使用します。礼子さんのケースは、副腎疲労の症状も重かったため、使うことを選択しました。

しかし、女性ホルモンを補うだけではだめで、食事、睡眠、サプリメント、メンタルマネージメントなどの生活のケアをしてから、足りないものを補うことが必須です。

礼子さんの場合、まずは休息、そして本書にあるような生活環境の整備を行なってから、6カ月程度、様子を見ながら使用しました。重度のアドレナル・ファティーグだった礼子さんですが、難治性のうつ病と診断されたころの礼子さんを知る家族が驚くほど回復され、治療開始後2年ほど経った現在は、年に数回海外旅行を楽しまれています。

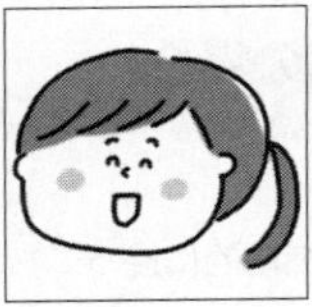

ケース4　真紀子さんの場合

重症度：軽〜中度

ポイント：出産で失われた栄養を補給する

近年、真紀子さんのような産後うつの方が非常に増えたと思います。産後うつの方には、まず積極的に栄養素を摂っていただくこと。そして、なかなかとりにくい睡眠時間を確保するために、家族のサポートをもらうことが必須です。

本書で紹介した食事の部分は、重点的に実践してもらいます。昼食は、宅配などを活用して野菜や果物たっぷりのお弁当を持参するようにしました。サプリメントを併用して、ビタミン、ミネラルの補給にも努めます。また、忙しい旦那さんにもクリニックに来てもらい、サポートを約束していただきました。

産後にアドレナル・ファティーグに罹った方は、お腹や臀部に肉が付きやすくなっていて、家族（とくに夫）から、体形について言われたり、自分自身気にしたりしています。これは症状の一つなので、症状が快方に向かえば、自然と落ちてゆきます。

真紀子さんにもそう説明したところ、ストレスが減ったそうです。

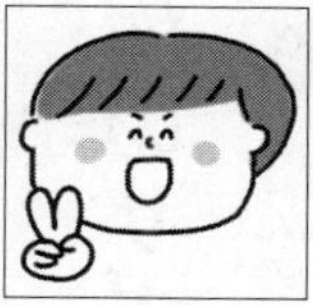

ケース5 浩志さんの場合

重症度：軽度

ポイント：ぼんやり感には早めの対処で回復も早い！

浩志さんのように、思考が停止する「ブレイン・フォグ（脳に霧がかかったような感じ）」は、アドレナル・ファティーグに典型的な症状の一つです。

年齢によっては認知症に間違われたり、うつ病の症状と思われることも多いです。

浩志さんも、若年性の認知症を疑って来院されましたが、頭がぼんやりする症状は、食事と生活習慣の改善で比較的早く改善されてきます。

早い人で2週間くらい、3～6カ月以内には周囲の人も気づくほど改善することが多いです。

浩志さんはもともと激務だったので、回復はあまり早くはありませんでしたが、それでも1カ月半程度で頭がすっきりとし始め、驚かれていました。

□□□□■家族のサポートで急激に回復

家族が患者さんの毎日のちょっとした変化を日誌に書き記していったことにより、思いのほか早く回復した例もありました。

その患者さんは女子大生の遥《はるか》さん。お母さんに引っ張られるようにしてクリニックに来ました。ガリガリに痩せていて、意識がぼんやりとした「ブレイン・フォグ（脳に霧がかかったようにボーッとしている）」の状態でした。

こちらで問診しても反応が薄く、「すみません、さっきも同じことを尋ねた気がするんですけど、よくわからなくて……」と、何度も同じことを聞かれたりします。「どーせ人生、展望とかないし」など、まだ10代なのに、物事を斜に構えて見るお嬢さんでした。

お母さんによると、遥さんは偏食が激しく、下剤の乱用を続けていたそうです。高校時代に友人と外食していたレストランで、ゴキブリが徘徊《はいかい》しているのを見て以来、食べ物恐怖症になってしまったと言います。食べ物の見た目が、本人にとって少しでも汚く見えると、頑として手をつけないとのことでした。

遥さんは家では一人の空間にいるのが怖くて、いつもリビングのソファでゴロゴロして、まるでそこがベッドのようになっていました。リビングルームと食事をするダイニングルームを行ったり、来たりする生活です。

お母さんは大学には何とか行かせようと、車で送り迎えをしていました。テスト勉強もままならないので、お母さんが教科書を朗読してあげていたそうです。

大学でレポートを書かなければならなかったときは、ストレスと疲れで帯《たい》状疱疹《じょうほうしん》になってしまいました。この症状は、副腎が疲弊して、コルチゾールの分泌が不足しているときに起こりやすいのです。ホルモンバランスが崩れているので、生理がない月もありました。

お母さんは、遥さんの毎日の容体を細かく日誌に記して、私たちに逐一メールや電話で報告してくれました。その報告を受けて、欠乏している栄養素のサプリメントを追加したりしました。

クリニックに来られないときも、お母さんのきめ細かいサポートがあったおかげで、遥さんは治療開始後、1カ月ほどで気力を取り戻しました。元々、頭のよい娘さんなので、その後は治療方針をすぐに理解してくれ、加速度的に元気になっていきました。

3カ月が経ったころには、カナダに2カ月間のホームステイに出発できるまでになりました。「人生に何の意味も見いだせない」などと言っていたのに、現在は、今風のファッションに身を包み、大学生活を謳歌《おうか》しています。

ストレスで心身を痛めつけ、疲れ果てていた患者さんたちが、治療によって再び学校や仕事に元気に復帰した姿を見るほど、嬉しいことはありません。アドレナル・ファティーグに向き合う仕事に導かれてよかったと、私たち夫婦は心から思うのです。

■■■■■ 治療日記をつけてみる

アドレナル・ファティーグの治療を始めると、患者さんの回復の兆しは、初期段階では特に少しずつ現れてくることが多いものです。微小な変化の場合は、見過ごしてしまうこともあるため、治療日記をつけることをお勧めしています。

患者さん本人は、なかなか日記をつけることさえできない状態の人もいるかもしれません。そのような場合は、遥さんのお母さんのように、家族の方にサポートしてもらったり、「今日の体調」という項目にバツ印を一つとか、ひどい場合は三つ入れるというだけでも、治療の大きなヒントになります。

後日、振り返ってこの日はこういう状態だった、何を食べたと、メモ書きを入れると、治療する側もこのような状態になったときはこのサプリメントを追加するといいとか、このホルモンが足りていなかったのだと、フィードバックすることができます。

本人にとっても、体の症状だけでなく、その日の気分や、何をすることができたか、ということを書き留めておくと、自分自身の励みになります。落ち込みがひどいときも、気分がよかった日の日記を眺めてみると、気持ちが前向きになることもあると思うのです。

なかなかよくならないという挫折《ざせつ》感に苛まれるときもあるでしょう。ですが、挫折は一時的なものにすぎません。この本に書いた回復に向けてのノウハウを実践するために、第一歩を踏み出したなら、それは果てしない暗闇の中に留まっているのではなく、すでに光に向かって歩き始めているのです。

おわりに

あなたの健康で幸せな毎日のために

この本がこうして形になる前に、夫の龍介に最初の読者として原稿に目を通してもらっていました。ある朝、夫が起きるなり、

「俺、だいぶ良子に迷惑かけたな」

と、ぼそりとつぶやきました。

「良子がいなかったら、きっと俺は死んでいたな」

とも言われ、あまりに唐突なことなので、しばしキョトンとしていました。

夫は自分がアドレナル・ファティーグで苦しんでいたときの話を読んで、初めて客観的にそのときの状況を見つめることができたのだと言います。私は性格的に感情をぶつけるほうではありませんので、私自身の気持ちがどうだったかということも、今までストレートに夫に伝えていませんでした。

過去に起こった、とてつもなく苦しい体験は、思い出すだけでもつらくなる

ものです。お互いに封印してきたことが文字になって初めて、夫も私も気持ちを整理することができたように感じます。

それからは、折に触れ「感謝している」「ありがとう」「良子のおかげだ」というくすぐったくなるような言葉をかけてくれるようになりました。「新婚ではあるまいし、ちょっと恥ずかしい……」と言うのをグッと堪え、原稿の効果で別人のように振る舞う夫を楽しく観察しています。

夫の場合もそうでしたが、アドレナル・ファティーグを患っている人がまず直面するのは、周りの人たちが理解してくれないという苛立ちや悲しみです。今まで治療してきた患者さんやその家族の方からも、やり場のない気持ちを伝えられました。

同じような〝原因不明〟の病で苦しんでいるのは、あなただけではありません。本の中で出会えた読者の皆様が希望を持ち、健康で幸せな日常に戻る日が訪れることを、心より願っております。

最後に、私たち夫婦を大きな優しさで包み込んでくださるウィルソン先生の奥様Dr. Wilson Vivienに感謝を捧げます。長いトンネルの中にいた私たちを出迎え、抱きしめてくださったことは一生忘れられない思い出です。

そしていつも私たちをサポートし、頑張ってくれている当院のスタッフ前野さん、市瀬さん、高橋さん、青木さん、源本さん、森さん、この本を世に出す機会をくださった祥伝社黄金文庫の大木さん、編集にご協力くださった種田桂子さん、ありがとうございました。

本間良子

ADRENAL FATIGUE

本書の副腎疲労度チェックの詳細版が、
下記のサイトにあります。
http://adrenalfatigue.jp/

本書は、祥伝社黄金文庫のために書き下ろされた。

しつこい疲れは副腎疲労が原因だった

一〇〇字書評

切り取り線

購買動機（新聞、雑誌名を記入するか、あるいは○をつけてください）

- □（　　　　　　　　　　　　）の広告を見て
- □（　　　　　　　　　　　　）の書評を見て
- □ 知人のすすめで
- □ タイトルに惹かれて
- □ カバーがよかったから
- □ 内容が面白そうだから
- □ 好きな作家だから
- □ 好きな分野の本だから

●最近、最も感銘を受けた作品名をお書きください

●あなたのお好きな作家名をお書きください

●その他、ご要望がありましたらお書きください

住所	〒				
氏名		職業		年齢	
新刊情報等のパソコンメール配信を 希望する・しない	Eメール	※携帯には配信できません			

あなたにお願い

この本の感想を、編集部までお寄せいただけたらありがたく存じます。今後の企画の参考にさせていただきます。Eメールでも結構です。

いただいた「一〇〇字書評」は、新聞・雑誌等に紹介させていただくことがあります。その場合はお礼として特製図書カードを差し上げます。

前ページの原稿用紙に書評をお書きの上、切り取り、左記までお送り下さい。宛先の住所は不要です。

なお、ご記入いただいたお名前、ご住所等は、書評紹介の事前了解、謝礼のお届けのためだけに利用し、そのほかの目的のために利用することはありません。

〒一〇一－八七〇一
祥伝社黄金文庫編集長　栗原和子
☎〇三（三二六五）二〇八四
ohgon@shodensha.co.jp

祥伝社ホームページの「ブックレビュー」からも、書けるようになりました。
www.shodensha.co.jp/bookreview

祥伝社黄金文庫

しつこい疲《つか》れは副腎《ふくじん》疲労《ひろう》が原因《げんいん》だった
ストレスに勝《か》つホルモンのつくりかた

平成25年12月20日　初版第1刷発行
令和 7 年 7 月30日　　　第13刷発行

著　者　本《ほん》間《ま》良子《りょうこ》
監　修　本《ほん》間《ま》龍介《りゅうすけ》
発行者　辻　浩明
発行所　祥伝社《しょうでんしゃ》
〒101－8701
東京都千代田区神田神保町3－3
電話　03（3265）2084（編集）
電話　03（3265）2081（販売）
電話　03（3265）3622（製作）
www.shodensha.co.jp
印刷所　萩原印刷
製本所　ナショナル製本

　ISBN978-4-396-31627-3 C0147